Paleolitik Tapawutlylyk

Garaşsyzlyk we Saglyk Üçin Işläp Çykyşlar

Selma Özkan

mazmuny

Sarymsak kökleri bilen gowrulan hindi 8
Pesto sousy we arugula salady bilen doldurylan hindi towugy 11
Çerkez BBQ sousy bilen ýakymly hindi towugy 13
Şerapda bişirilen Türkiýe döşi 15
Çaýly karides sousy bilen gowrulan hindi towugy 18
Kök gök önümler bilen gowrulan hindi towugy 20
Karamelizirlenen pomidor sousy we gowrulan kelem dilimleri bilen ýakymly hindi çöregi 22
Türkiýe Posole 24
Towuk süňk çorbasy 26
Greenaşyl harissa losos 29
Salmon 29
Harissa 29
Balykly günebakar tohumy 29
Salat 29
Marinirlenen artokok salady bilen bişirilen losos 33
Greenaşyl pomidor salsa bilen çalt gowrulan çile-salvi losos 35
Salmon 35
Greenaşyl pomidor salsa 35
Limon-hoz pesto bilen Papillotda bişirilen losos we asparagus 38
Kömelek-alma pan sousy bilen möwsümleýin losos 40
Sole en Papillote Julienne gök önümler 43
Tüsse hek kremi bilen Arugula Pesto Balyk Tacos 45
Badam gabygy 47
Taýýarlanan mango-reyhan sousy bilen bişirilen kod we nahar paketleri 49
Rieslingde pesto bilen doldurylan pomidor bilen gowrulan kod 51
Süýji püresi bilen bişirilen pisse-koriander kody 53
Bişen brokkoli bilen Rosemary-mandarin kody 55
Karri kodly salat duzlanan turp bilen örtülýär 57
Bişirilen tegmilli limon we şüweleň 59
"Pecan snapper", "Cajun" görnüşli okra we pomidor 61
Awokado-limon aïoli bilen Tarragon tuna toplary 63

Zolakly Bass Tagine 66
Soffrito Kollard ensaşyllar bilen sarymsak karides sousundaky Halibut 68
Deňiz önümleri Bouillabaisse 70
Klassiki karides Ceviche 72
Kokos karides we ysmanak salady 75
Tropiki karides we gabykly çewiç 77
Awamada ýagy bilen ýamaýkaly gowrulan karides 79
Çygly ysmanak we radikio bilen gysga skampi 80
Awakado, greýpfrut we jikama bilen gyrgyç salady 82
"Cajun Lobster" guýrugy Tarragon Aïoli bilen gaýnadyň 84
Safron aïoli bilen gowrulan midiýalar 86
Parsnip Fries 86
Saffron Aïoli 86
Gabyk 86
Käşir tagamy bilen gowrulan gabyklar 89
Sogan we ukrop salsa bilen bişirilen gabyklar 92
Pomidor, zeýtun ýagy we ösümlik sousy bilen bişirilen midiýalar 94
Garynjalar we souslar 94
Salat 94
Kelem, şüweleň we merjen sogan bilen gowrulan 96
Spagetti gök önümi bilen galyň pomidor-sous sousy 98
Doldurylan portobello kömelekleri 100
Bişen Radicchio 102
Pyrtykal winaigrette bilen gowrulan şüweleň 103
Penjabi stili Sawoý kelem 106
Darçyn bişirilen çörek sogan 108
Bişirilen ýumurtga we pecan bilen bişirilen asparagus 109
Turp, mango we nan bilen çişirilen kelem salady 111
Zer we limon bilen gowrulan kelem 112
Pyrtykal-balzam geýimi bilen gowrulan kelem 113
Kremli ukrop sousy we tostlanan hoz bilen buglanan kelem 114
Tostlanan künji tohumy bilen buglanan ýaşyl kelem 116
Alma-gorçisa sousy bilen çilim çeken çaga 117
Ornyrtyldy 117
Sous 117

Bişirilen BBQ Countryurt stilindäki doňuz gapyrgalary täze ananas bilen 120

Ajy doňuz eti 122

Goulash 122

Kelem 122

Marinara Italýan kolbasa etleri, dilimlenen arpana we sogan bilen 124

köfte 124

Marina 124

Doňuz eti bilen reyhan we sosna hozy bilen doldurylan gök gaýyklary 126

Doňuz eti we ananas "makaron" jamlary, kokos süýdü we otlar 128

Ajy ysly hyýar salady bilen ýakymly panjara doňuz eti 130

Gün bilen guradylan pomidor pesto, süýji burç we italýan kolbasa bilen gök gaby pitsasy 132

Gril edilen asparagus bilen guzynyň kakadylan limon-koriander aýagy 135

Guzy stewi 137

Selderiniň kök makaronlary bilen gowrulan guzy 139

Nar hurmasy bilen fransuz guzusy 141

Çutni 141

Guzy kesýär 141

Bişen radicchio salady bilen guzynyň Çimiçurri aýagy 143

Guzy çorbalary, käşir we süýji kartoşka remoulady bilen sürtüldi 145

Guzy gyzyl sogan, nan we oregano bilen kesilýär 147

goýun 147

Salat 147

Gyzyl burçly bagdan doldurylan guzy burgerleri 149

Gyzyl burç 149

Gamburg 149

Tzatziki sousy bilen goşa Oregano Guzy Kabob 152

Guzynyň eti 152

Tzatziki sousy 152

Safran we limon bilen gowrulan towuk 154

Jikama salady bilen örtülen towuk 156

Towuk 156

Slaw 156

Arak, käşir we pomidor sousy bilen peçde bişirilen towuk 159

Poulet Rôti we Rutabaga Frites 161

Üç gezek kömelek Coq au Vin Çives Mashed Rutabaga 163
Şetdaly-konýakly syrçaly deprekler 165
Şetdaly konýak syrçasy 165
Towuk Çilide mango-gawun salady bilen marinadlandy 167
Towuk 167
Salat 167
Tandori stili Towuk budlary, hyýar Raita bilen 170
Towuk 170
Hyýar Raita 170
Kök gök önümler, asparagus we gök alma-nan tagamly köri towuk stewi 172
Taşlanan towuk Paillard salady, malina, käşir we gowrulan badam 174
Brokkoli bilen doldurylan towuk göwsi, täze pomidor sousy we sezar salady 176
Ysly gök önümler we sosna hozy sousy bilen örtülen panjara towuk şawarma 178
Kömelekli peçde bişirilen towuk göwsi, sarymsak we gowrulan asparag bilen püresi 180
Taý stilindäki towuk çorbasy 182
Limon we adaty gowrulan towuk endiw bilen 184
Gyzyl sogan, suw saklaýjy we turp bilen towuk 187
Towuk Tikka Masala 189
Ras el Hanout towuk budlary 192
Faryldyz miwesi Adobo towuk budlary bugly ysmanagyň üstünden 194
Chipotle Mayo Towuk Poblano Kelem Tacos 196
Çaga käşiri we Bok Çoý bilen towuk stewi 198
Kawa-mämişi towuk we burç salady 200
Wýetnamly kokos limon towugy 202
Taýýarlanan towuk we alma eskarol salady 205
Tuskan towuk çorbasy 207
Towuk Larb 209
Szélesudio sousy bilen towuk burgerleri 211
Seçwani kawa sousy 211
Türk towugy 213
Ispaniýaly Korniş Hens 215

SARYMSAK KÖKLERI BILEN GOWRULAN HINDI

TAÝÝARLYK:1 sagat çörek bişirmek: 2 sagat 45 minut garaşmak wagty: 15 minut: 12-14 nahar

ONDA BIR HINDI TAPYŇDUZLY SANJYM EDILMEDI. BELLIKDE "GÜÝÇLENDIRILEN" ÝA-DA "ÖZ-ÖZÜŇI ARASSALAMAK" DIÝILSE, BELKI NATRIÝ WE BEÝLEKI GOŞUNDYLARDAN DOLY.

1 12-14 kilo hindi
2 nahar çemçesi Ortaýer deňziniň ýakymly yslary (serresept)
¼ käse zeýtun ýagy
3 funt orta käşir, gabykly, reňkli we ýarym ýa-da uzynlygyna bölünen
1 resept Sarymsak kök pastasy (serresept, aşakda)

1. Peçini 425 ° F çenli gyzdyryň. Boýnuňy we kepjäni hindi bilen aýyryň; zerur bolanda başga maksatlar üçin saklanmalydyr. Derini döşüň gyrasyndan ýuwaşlyk bilen gabyň. Döşüň we budlaryň ýokarsynda jübüler döretmek üçin barmaklaryňyzy deriniň aşagyna çekiň. Deriniň aşagyndaky 1 nahar çemçesi Ortaýer deňziniň tagamy; barmaklaryňyz bilen döşüňize we budlaryňyza deň derejede ýaýlaň. Derini boýnuňyza çekiň; skewerler bilen berkidiň. Budlaryň ujuny guýrugyň boýundaky deri zolagynyň aşagyna çekiň. Sütük zolagy ýok bolsa, budlary 100% pagta aşhana ekizleri bilen budlara berk daňyň. Ganatlaryň ujuny arka tarap öwüriň.

2. Kepjebaş döşüni ýalpak, gaty uly çörek bişirilýän gapda goýuň. Kepjäni 2 nahar çemçesi ýag bilen ýuwuň. Kepjäniň etini Ortaýer deňziniň galan tagamlary bilen sepiň. Içki bud myşsasynyň merkezine peçden goraýan et

termometrini salyň; termometr süňküne degmeli däldir. Kepjäni alýumin folga bilen ýapyň.

3. 30 minut bişirmeli. Peçiň temperaturasyny 325 ° F çenli peseltmek. 1 ýarym sagat bişirmeli. Goşmaça uly tabakda käşir we galan 2 nahar çemçesi ýag; palto zyň. Käşiri uly ojakdan goraýan tabaga ýaýlaň. Folkany hindi topragyndan çykaryň we deriniň ýa-da budlaryň arasyndan kesiň. Käşir we hindi towugyny 45 minutdan 1¼ sagada çenli ýa-da termometr 175 ° F hasaba alýança gowurmaly.

4. Körpäni peçden çykaryň. Gapak; oýulmazdan ozal 15-20 minut oturyň. Käşir we sarymsak kök püresi bilen hindi hyzmat ediň.

Sarymsak püresi kökleri: 3-3 funt funt rutabagany we 1,5-2 kilo selderýa köküni kesiň we gabyň; 2 dýuým böleklere bölüň. 6 kwartaly gazanda, rutabagalary we selderiniň köküni 25-30 minut ýapmak üçin ýa-da gaty ýumşaýança ýeterlik gaýnag suwda bişirmeli. Bu aralykda, 3 nahar çemçesi goşmaça bakja ýagy we ownuk tabakda 6-8 sany ownuk sarymsak birleşdiriň. Pes otda 5-10 minut bişirmeli ýa-da sarymsak gaty hoşboý ysly, ýöne goňur bolýança bişirmeli. Seresaplyk bilen ¾ käse towuk çorbasyny goşuň (ser<u>resept</u>) ýa-da duzsyz towuk çorbasy. Gaýnadyň; Otdan çykaryň. Gök önümleri süzüň we gazana gaýtaryň. Gök önümleri kartoşka ýuwujy bilen ýuwuň ýa-da pes tizlikde elektrik garyjy bilen uruň. ½ çemçe gara burç goşuň. Gök önümler birleşýänçä we tekiz bolýança çorbanyň garyndysyna ýuwaş-ýuwaşdan püresi ýa-da çaýlaň. Gerek bolsa, islenýän yzygiderlilige ýetmek üçin goşmaça ¼ käse towuk çorbasyny goşuň.

PESTO SOUSY WE ARUGULA SALADY BILEN DOLDURYLAN HINDI TOWUGY

TAÝÝARLYK:30 minut bişirmek: 1 sagat 30 minut durmak: 20 minut taýýarlyk: 6 nahar

BU AK ETI HALAÝANLAR ÜÇINDAŞYNDA - GÜNE GURADYLAN POMIDOR, REYHAN WE ORTAÝER DEŇZINIŇ ÝAKYMLY YSLY ZATLARY BILEN DOLDURYLAN ÇIŞIK HINDI TOWUGY. GALANLAR AJAÝYP GÜNORTANLYK EDÝÄRLER.

1 stakan gün guradylan pomidor (ýagly däl)
Deriniň ýarysy bilen 4 funtlyk süňksiz hindi towugy
3 nahar çemçesi Ortaýer deňziniň ýakymly yslary (ser resept)
1 käse täze reyhan ýapraklary
1 nahar çemçesi zeýtun ýagy
8oz çaganyň kömelegi
3 sany uly pomidor, ýarym we dilimlenen
¼ käse zeýtun ýagy
2 nahar çemçesi gyzyl çakyr sirkesi
Gara burç
1½ käse reyhan pesto (ser resept)

1. Peçini 375 ° F çenli gyzdyryň. Ownuk tabakda, ýapylan pomidorlaryň üstüne ýeterlik gaýnag suw guýuň. 5 minut goýuň; süzüň we ownuk böleklere bölüň.

2. Kepjebaş döş derisiniň tarapyny plastmassa örtügiň üstünde goýuň. Başga bir bölejik plastmassany kepbäniň üstünde goýuň. Et söwda merkeziniň tekiz tarapyny ulanyp, brisketi has galyňlykda, takmynan ¾ dýuým galyňlykda ýumuň. Plastiki örtügi taşlaň. 1½ çaý çemçesi Ortaýer deňziniň tagamyny etiň üstüne sepiň. Pomidor we reyhan ýapraklaryny üstünde goýuň. Derini daşarda

goýup, hindi göwüsini seresaplyk bilen togalamaly.
Biftekleri 100% pagta aşhana simleri bilen dört-alty ýerde
berkitiň. 1 nahar çemçesi zeýtun ýagy bilen çotuň.
Biftekden galan 1½ çaý çemçesi Ortaýer deňziniň tagamy
bilen sepiň.

3. Biftekli deriniň tarapyny ýalpak gazanyň üstünde goýuň. Bir ýarym sagatlap ýa-da merkeziň golaýynda goýlan derrew okalýan termometr 165 ° F okaýança we derisi altyn goňur we açyk bolýança bişiriň. Körpäni ojakdan çykaryň. Folga bilen ýapyň; dilimlemezden 20 minut öň durmaly.

4. Arugula salady üçin, uly tabaga dadyp görmek üçin arugula, pomidor, ¼ käse zeýtun ýagy, sirke we burç birleşdiriň. Süýümleri biftekden çykaryň. Kiçijik hindi. Raketa salady we reyhan pesto bilen hyzmat edilýär.

ÇERKEZ BBQ SOUSY BILEN ÝAKYMLY HINDI TOWUGY

TAÝÝARLYK:15 minut bişirmek: 1 sagat 15 minut durmak: 45 minut: 6-8 nahar

BU GOWY RESEPTBURGERDEN BAŞGA BIR ZAT ETMEK ISLESEŇIZ, HOWLY GRILINDE MÄREKÄ HYZMAT EDIŇ. BROKKOLI SALADY ÝALY GATY SALAT BILEN HYZMAT EDIŇ (SERRESEPT) ÝA-DA SYRYLAN BRÝUSSEL SALATYNY ÖSDÜRIP ÝETIŞDIRÝÄR (SERRESEPT).

1 tutuşlygyna 4-5 kilo süňksiz hindi towugy

3 nahar çemçesi ýer ýakymly ysly zatlar (serresept)

2 nahar çemçesi täze limon suwy

3 nahar çemçesi zeýtun ýagy

Sauvignon Blanc ýaly 1 stakan gury ak şerap

1 stakan täze ýa-da doňdurylan süýjedilmedik Bing çilisi, dogralan we dogralan

⅓ käse suw

1 käse BBQ sousy (serresept)

1. Kepjebaş göwüsini otag temperaturasynda 30 minut goýuň. Peçini 325°F çenli gyzdyryň. Körpäniň döş derisini gapdal çörek bişirilýän gapda goýuň.

2. Ownuk tabakda tüsse ýakymly ysly zatlary, limon suwuny we zeýtun ýagyny garmaly. Derini etden çykaryň; Massaň ýarysyny seresaplyk bilen deriniň aşagyndaky ete ýaýlaň. Galan zatlary deriniň üstünde deň derejede ýaýlaň. Şeraby gazanyň düýbüne guýuň.

3. 1¼-dan 1½ sagatlap bişiriň, ýa-da gabyk altyn goňur bolýança we biftekiň merkezine goýlan bada-bat okalýan termometr (süňküňize degmän) 170°F okaýar we panany

bişirilýän wagtyň ýarysynda aýlaň. Oýmazdan 15-30 minut goýuň.

4. Bu aralykda, Cherry BBQ sousy üçin, alça bilen suwy orta gazanda birleşdiriň. Gaýnadyň; gyzgyny peseldýär. 5 minut gaýnadyň. BBQ sousunda garmaly; 5 minut gaýnatmaly. Kepjebaş bilen ýyly ýa-da otag temperaturasynda hyzmat ediň.

ŞERAPDA BIŞIRILEN TÜRKIÝE DÖŞI

TAÝÝARLYK: 30 minut bişirmek: 35 minut: 4 nahar

GAZANDA GOWRULAN HINDI BIŞIRMEKÇAKYR, DOGRALAN ROMA POMIDORLARY, TOWUK ÄTIÝAÇLYGY, TÄZE OTLAR WE EZILEN GYZYL BURÇ BIRLEŞMEGI OŇA AJAÝYP LEZZET BERÝÄR. BU TAGAMLY TAGAMY ÝALPAK TABAKLARDA WE ULY ÇEMÇE BILEN HYZMAT EDIŇ, TAGAMLY ÇORBA HER DIŞLEME ÝETER.

2 dýuýmdan 12 unsiýa hindi towugy, 1 dýuým bölekler böleklere bölünýär

2 nahar çemçesi duzlanmadyk guş tagamy

2 nahar çemçesi zeýtun ýagy

6 sany sarymsak gyrgyç, ownuk (1 nahar çemçesi)

1 käse dogralan sogan

½ käse dogralan selderýa

6 roma pomidor, tohumly we dogralan (takmynan 3 käse)

Sa Sauvignon Blanc ýaly gury gury ak şerap

½ käse towuk süňk çorbasy (ser resept) ýa-da duzsyz towuk çorbasy

½ tsp inçejik dogralan täze biberi

¼-½ çemçe ezilen gyzyl burç

½ käse täze reyhan ýapraklary, dogralan

½ käse dogralan täze petruşka

1. Guş towuklaryny palta üçin uly tagamda hindi bölekerini zyňyň. 1 nahar çemçesi zeýtun ýagyny orta otda goşmaça uly bolmadyk skeletde gyzdyryň. Kepjäni her tarapdan goňur bolýança gyzgyn ýagda partlamaly. (Kepjäni bişirmek hökman däl.) Bir tabaga goýuň we ýyly saklaň.

2. Galan 1 nahar çemçesi zeýtun ýagyny gazana goşuň. Heatylylygy ortaça ýokary galdyryň. Sarymsak goşuň; bişirmeli we 1 minut garmaly. Sogan we selderýa goşuň; bişirmeli we 5 minut garmaly. Tabakdan hindi püresi we

şireler, pomidor, çakyr, towuk ätiýaçlygy, bibariya we dogralan gyzyl burç goşuň. Heatylylygy orta-pes derejä çenli azaldyň. Wagtal-wagtal garyşdyryp, 20 minut bişirmeli. Bazil we petruşka goşuň. Anotherene 5 minut ýapyň we hindi indi gülgüne bolýança bişirmeli.

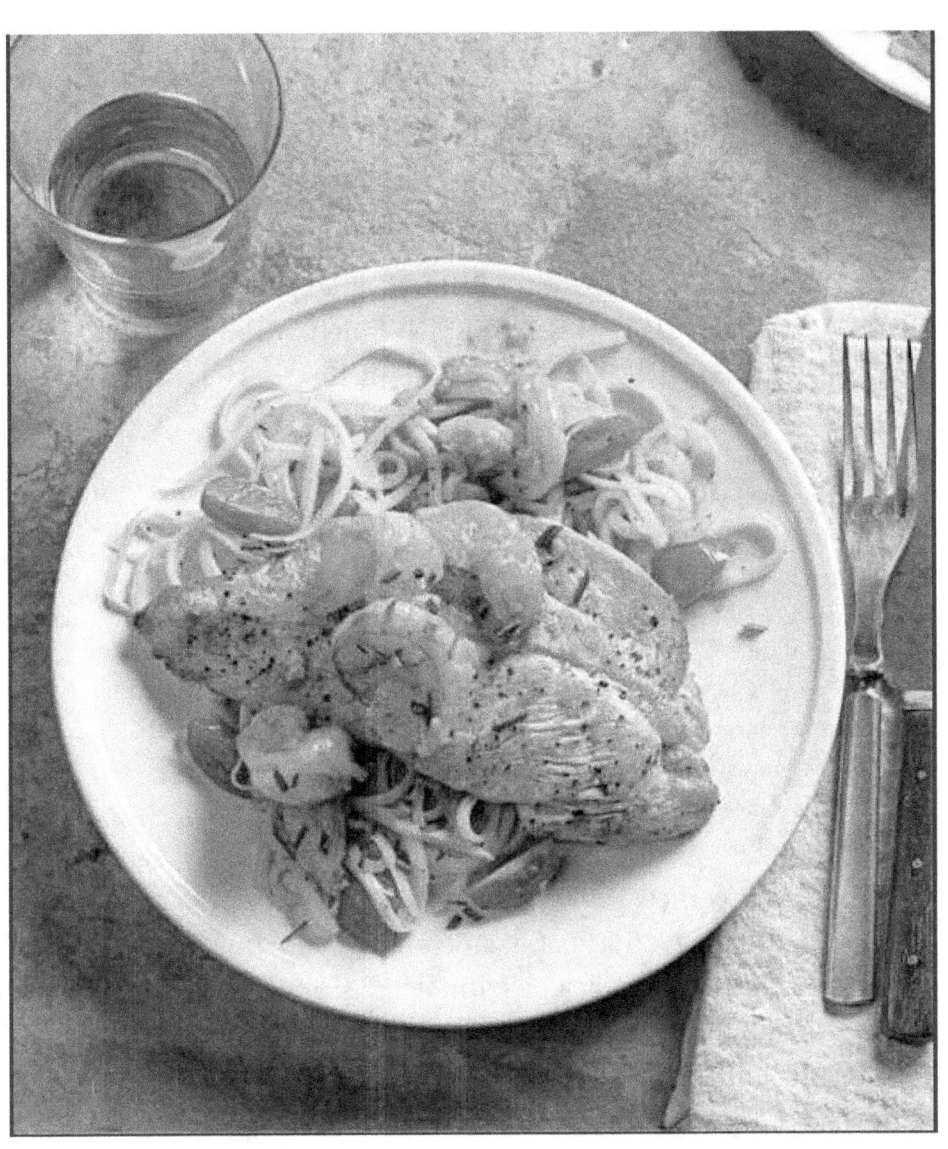

ÇAÝLY KARIDES SOUSY BILEN GOWRULAN HINDI TOWUGY

TAÝÝARLYK:30 minut bişirmek: 15 minut: 4 naharSURAT

KEPJEBAŞ DÖŞÜNI IKI BÖLEGE BÖLÜŇKESELIGINE MÜMKIN BOLDUGYÇA DEŇ DEREJEDE, HERSINI ELIŇIZ BILEN ÝEŇIL BASYŇ, ETI KESENIŇIZDE HEM BASYŞ EDIŇ.

¼ käse zeýtun ýagy

2 8-12 oz hindi towugy, keseligine ýarym kesilýär

¼ çemçe täze ýer gara burç

3 nahar çemçesi zeýtun ýagy

4 sany sarymsak ýorunja, dogralan

8 unsi gabykly we dezinirlenen orta karides, guýruklary aýryldy we uzynlygyna ýarym

¼ käse gury ak şerap, towuk çorbasy (ser resept) ýa-da duzsyz towuk çorbasy

2 nahar çemçesi dogralan täze çaýlar

As çaý çemçesi inçe grated limon gabygy

1 nahar çemçesi täze limon suwy

Gawun makaron we pomidor (ser resept, aşakda) (islege bagly)

1. 1 nahar çemçesi zeýtun ýagyny orta ýokary otda artykmaç skilletde gyzdyryň. Gazana hindi goşuň; burç sepiň. Heatylylygy ortaça peseltmek. 12-15 minut bişirmeli ýa-da gülgüne we şireler açyk bolýança (165 ° F) bişiriň, ýarym gezek bişiriň. Kepjäniň dilimlerini gazandan çykaryň. Warmylylygy saklamak üçin folga bilen ýapyň.

2. Sous üçin orta otda şol bir gazanda 3 nahar çemçesi ýag gyzdyryň. Sarymsak goşuň; 30 sekunt bişirmeli. Krepde garmaly; bişirmeli we 1 minut garmaly. Şeraby, çaýlary we limon görnüşini garmaly; ýene 1 minut bişirmeli ýa-da karides aç-açan bolýança garmaly. Heatylylykdan aýyryň;

limon suwy bilen garmaly. Hyzmat etmek üçin sousy hindi dilimleriniň üstüne guýuň. Isleseňiz, kädi makaron we pomidor bilen hyzmat ediň.

Gawun makaron we pomidor: mandolin ýa-da julienne gabygyny ulanyp, 2 sany sary tomus gök önümini julienne zolaklaryna kesiň. Uly skletde, 1 nahar çemçesi goşmaça gyzyl zeýtun ýagyny orta ýokary otda gyzdyryň. Nawigasiýa zolaklaryny goşuň; 2 minut bişirmeli. 1 stakan dört üzüm pomidor we ¼ çaý çemçesi täze ýer gara burç goşuň; ýene 2 minut bişirmeli ýa-da gök önüm ýumşak bolýança bişirmeli.

KÖK GÖK ÖNÜMLER BILEN GOWRULAN HINDI TOWUGY

TAÝÝARLYK: 30 minut bişirmek: 1 sagat 45 minut: 4 nahar

BU TAGAMLARYŇ BIRIDIRPEÇDE BIŞIRIP ÝÖRKÄŇIZ ÝÖREMÄGE WAGTYŇYZ BOLSA, ONY GYSGA GÜÝZDE ÝASAMAK ISLÄRSIŇIZ. EGER MAŞK IŞDÄŇIZI ÝITIRMESE, GAPYDAN GIRENIŇIZDE AJAÝYP YS HÖKMAN BOLAR.

3 nahar çemçesi zeýtun ýagy

4 hindi towugy, 20-24 unsiýa

½ çemçe täze ýer gara burç

6 sany sarymsak gabygy, gabykly we ezilen

1½ nahar çemçe arpasy, ezilen

1 çaý çemçesi tutuş ösümlik, ezilen *

1½ käse towuk süňk çorbasy (ser<u>resept</u>) ýa-da duzsyz towuk çorbasy

2 sany täze biberi

2 sany täze kekik

1 aýlaw ýapragy

2 sany uly sogan, gabykly we 8 dilim

6 sany uly käşir, gabykly we 1 dýuým dilimlere kesilen

2 sany uly şugundyr, gabykly we 1 dýuým kublara bölünýär

2 sany orta parsnips, gabykly we 1 dýuým dilimlere kesilen **

1 selderiniň köki, gabykly we 1 dýuým böleklere bölünýär

1. Peçini 350 ° F çenli gyzdyryň. Zeýtun ýagyny ýalpyldaýança orta ýokary otda uly skletde gyzdyryň. 2 hindi towugyny goşuň. Aýaklaryň ähli taraplary altyn goňur we çişik bolýança, soňra deň derejede gyzarýança 8 minut töweregi bişirmeli. Kepjebaş aýaklaryny bir tabaga geçirmek; galan 2 hindi towugy bilen gaýtalaň. Bir gapdala goýduň, äsgermezlik edýärsiň.

2. Gazana burç, sarymsak, şüweleň tohumy we ýorunja goşuň. Orta otda 1-2 minut bişirmeli ýa-da hoşboý ysly bolýança garmaly. Towuk ätiýaçlygyny, biberi, kekini we aýlaw ýapragyny garmaly. Bir gaýna getirmeli, gazanyň aşagyndan galan bölekleri garmaly we döwmeli. Gazany otdan çykaryň we bir gapdalda goýuň.

3. Gaty ýapyk gapakly gaty uly peçde, sogan, käşir, şalgam, parsnip we selderiniň köküni birleşdiriň. Gazandan suwuklyk goşuň; palto zyň. Gök önümleriniň garyndysyna hindi aýaklaryny basyň. Gapak bilen ýapyk.

4. Takmynan 1 sagat 45 minut gowurmaly, ýa-da gök önümler ýumşak we hindi towugy ýumşaýança gowurmaly. Kepjäniň budlaryna we gök önümlerine uly, ýalpak tabaklarda hyzmat ediň. Gazanyň üstüne azajyk suw guýuň.

* Maslahat: Tohumlary we arpabyr tohumlaryny kesmek üçin tohumlary kesiş tagtasyna goýuň. Tohumlary ýeňil ezmek üçin aşpeziň pyçagynyň tekiz tarapy bilen aşak basyň.

** Maslahat: Uly bölekleri parsnipsiň ýokarsyndan kesiň.

KARAMELIZIRLENEN POMIDOR SOUSY WE GOWRULAN KELEM DILIMLERI BILEN ÝAKYMLY HINDI ÇÖREGI

TAÝÝARLYK:15 minut bişirmek: 30 minut bişirmek: 1 sagat 10 minut durmak: 5 minut taýýarlyk: 4 nahar

ELBETDE, POMIDOR SOUSY BILEN NUSGAWY ETLI ÇÖREKPALEO MENÝUSYNDA, KETÇUP BOLANDA (SER<u>RESEPT</u>) DUZ WE GOŞULAN ŞEKER ÝOK. BU ÝERDE POMIDOR SOUSY, BIŞIRILMEZDEN OZAL ET ETINIŇ ÜSTÜNDE ÜÝŞÜRILEN KARAMELIZIRLENEN SOGAN BILEN GARYLÝAR.

1½ funt toprak

2 ýumurtga, ýeňil urulýar

½ käse badam uny

⅓ käse dogralan täze petruşka

¼ käse inçejik dilimlenen gyzyl sogan (2)

1 nahar çemçesi dogralan täze adaty ýa-da 1 çaý çemçesi guradylan adaty, ezilen

1 nahar çemçesi dogralan täze kekini ýa-da 1 çaý çemçesi guradylan kekini, ezmeli

¼ çemçe gara burç

2 nahar çemçesi zeýtun ýagy

2 sany süýji sogan, ýarym we inçe dilimlenen

1 käse paleo ketçup (ser<u>resept</u>)

Kelemiň 1 kiçi kellesi, ýarysy, ýadrosy aýryldy we 8 aralyga kesildi

½-1 çemçe ezilen gyzyl burç

1. Peçini 350 ° F çenli gyzdyryň. Pergament kagyzy bilen uly tarelka çyzyň; bir gapdala goý, äsgermezlik et. Uly tabakda ýer towugy, ýumurtga, badam uny, petruşka, sogan, adaty, kekik we gara burç birleşdiriň. Taýýar gapda 8 × 4 dýuým çörege hindi garyndysyny emele getiriň. 30 minut bişirmeli.

2. Bu aralykda karamelizlenen pomidor sousy üçin 1 nahar çemçesi zeýtun ýagyny uly otda orta otda gyzdyryň. Sogan goşuň; 5 minut töweregi bişirmeli ýa-da sogan köplenç goňur bolýança bişirmeli. Heatylylygy ortaça pes derejä çenli azaltmak; Takmynan 25 minut bişirmeli ýa-da altyn goňur we gaty ýumşak bolýança, wagtal-wagtal garyşdyryň. Heatylylykdan aýyryň; paleo ketçupda garmaly.

3. Tüweleýiň döşüniň üstünde karamel sousyny çemçe. Kelem dilimlerini çöregiň töwereginde tertipläň. Galan 1 nahar çemçesi zeýtun ýagy bilen damja çalmaly; ezilen gyzyl burç bilen sepiň. Takmynan 40 minut bişirmeli ýa-da çöregiň ortasyna dessine okalýan termometr 165 ° F okaýança, goşmaça karamelizlenen pomidor sousy bilen çişip, 20 minutdan soň jamy aýlaň. Kepjebaş köfte dilimlemezden 5-10 minut dynç alsyn.

4. Kelem dilimleri we galan karamelizirlenen sogan sogan bilen hindi towugyna hyzmat ediň.

TÜRKIÝE POSOLE

TAÝÝARLYK:20 minut bişirmek: 8 minut bişirmek: 16 minut bişirmek: 4 nahar

MEKSIKA GÖRNÜŞINDÄKI ÇORBANYŇ GYZMAGYBEZEGDEN HAS KÖP. KORIANDER ÖZBOLUŞLY TAGAM BERÝÄR, AWOKADO KREMLI WE GOWRULAN PEPITALAR ÝAKYMLY GYSYŞ BERÝÄR.

8 täze pomidor

1¼-dan 1½ funt aralygyndaky hindi

1 gyzyl süýji burç, tohumly we inçe zolaklara kesilen

½ käse dogralan sogan (1 orta)

6 sany sarymsak gyrgyç, ownuk (1 nahar çemçesi)

1 nahar çemçesi Meksika tagamy (ser resept)

2 käse towuk süňk çorbasy (ser resept) ýa-da duzsyz towuk çorbasy

1 14.5 unsiýa, guradylan otda gowrulan pomidor

1 jalapeño ýa-da serrano çili burç, tohumly we dogralan (ser yşarat)

1 sany orta awakado ýarym, gabykly, gabykly we inçe dilimlenen

¼ käse duzlanmadyk pepitalar, tostlanan (ser yşarat)

¼ käse dogralan täze silantro

Hek gaýyklary

1. Grili gyzdyryň. Derini pomidordan aýyryň we taşlaň. Pomidorlary ýuwuň we ýarym kesiň. Pomidorlary gyzdyrylmadyk panjara atyň. Nahardan 4-5 dýuým uzaklykda 8-10 minut ýa-da çalaja gyzarýança bişirmeli, ýarym nahar bişirmeli. Gazanyň üstünde simiň üstünde azajyk sowadyň.

2. Bu aralykda, hindi, burç we sogan, orta ýokary otda 5-10 minut ýa-da hindi towugy gyzarýança we gök önümler ýumşaýança uly skeletde bişirmeli. Nahar bişirilende et ýykylmagy üçin agaç çemçe bilen garmaly. Zerur bolsa,

ýagy süzüň. Sarymsak we Meksika tagamyny goşuň. Anotherene 1 minut bişirmeli we garmaly.

3. Otlanan pomidorlaryň üçden iki bölegini we blenderde 1 käse towuk süňk çorbasyny birleşdiriň. Smoothumşak bolýança ýapyň we garmaly. Gazana hindi garyndysyny goşuň. 1 stakan towuk çorbasyny, bişmedik pomidor we çili burçuny garmaly. Galan pomidorlary ep-esli kesiň; hindi garyndysyna goşuň. Gaýnadyň; gyzgyny peseldýär. Gaplaň we 10 minut gaýnadyň.

4. Hyzmat etmek üçin çorbany ýalpak tabaklara salyň. Awokado, pepitalar we silantro. Çorbanyň üstünden hek dilimlerini gysyň.

TOWUK SÜŇK ÇORBASY

TAÝÝARLYK:15 minut bişirmek: 30 minut bişirmek: 4 sagat sowatmak: bir gije: takmynan 10 käse

IŇ TÄZE, IŇ GOWY TAGAM WE IŇ ÝOKARY HILLIÝOKUMLY MAZMUN - RESEPTLERDE ÖÝDE ÖNDÜRILEN TOWUK ÄTIÝAÇLARYNY ULANYŇ. (ONDA DUZ, KONSERWANTLAR ÝA-DA GOŞUNDYLAR ÝOK.) BUGDAN ÖŇ SÜŇKLERI GOWURMAK TAGAMY GOWULAŞDYRÝAR. SÜŇKLER ÝUWAŞ-ÝUWAŞDAN SUWUKLYKDA BIŞIRILENDE, ÇORBANY KALSIÝ, FOSFOR, MAGNIÝ WE KALIÝ ÝALY MINERALLAR BILEN DOLDURÝARLAR. AŞAKDA BIŞIRILÝÄN HAÝAL ÜÝTGEŞIKLIK, TAÝÝARLAMAGY HAS AŇSATLAŞDYRÝAR. 2 WE 4 KÄSE GAPDA DOŇDURYŇ WE DIŇE ZERUR ZATLARY EREDIŇ.

2 kilo towuk ganaty we arkasy

4 käşir, inçe kesilen

2 sany uly leňňe, diňe ak we açyk ýaşyl bölekler, inçejik dilimlenen

Leavesaprakly 2 sany selderiniň sapagy, takmynan dogralan

1 parsnip, takmynan dogralan

6 sany uly italýan (tekiz ýaprakly) petruşka

6 sany täze kekik

4 sany sarymsak gaby

2 nahar çemçesi gara burç

2 sany gyrgyç

Sowuk suw

1. Peçini 425 ° F çenli gyzdyryň. Towuk ganatlaryny we towugy uly bir tabakda tertipläň; 30-35 minut bişirmeli ýa-da gowy gyzýança bişirmeli.

2. Gazanda ýygnanan towuk böleklerini we goňur bölekleri uly gazana geçiriň. Käşir, leňňe, selderýa, petruşka, petruşka,

kekik, sarymsak, burç we ýorunja goşuň. Towugy we gök önümleri ýapmak üçin uly gazana ýeterlik sowuk suw (takmynan 12 käse) guýuň. Orta otda gaýnadyň; stew gaty pes gaýnadýan ýerde bolar ýaly, ýylylygy sazlaň, howa köpürjikleri diňe ýerini döwýär. Gaplaň we 4 sagat gaýnadyň.

3. Gyzgyn çorbany iki gat çygly 100% pagta peýnir bilen örtülen uly elekden süzüň. Gaty jisimleri taşlaň. Çorbany ýapyň we bir gije sowadyň. Ulanmazdan ozal aksiýanyň ýokarsyndan ýag gatlagyny aýyryň we taşlaň.

Maslahat: Çorbany anyklamak üçin (islege görä), 1 ýumurtga ak, 1 ezilen ýumurtga gabygyny we ¼ stakan sowuk suwy ownuk tabakda birleşdiriň. Garyndyny süzülen aksiýa garmaly. Geliň, çeşmä gaýdyp geleliň. Heatylylykdan aýyryň; 5 minut goýuň. Gyzgyn çorbany täze 100% pagta peýniri bilen örtülen elekden süzüň. Ulanylmazdan ozal sowadyň we sowadyň.

Haýal bişiriji görkezmeler: 2-nji ädimden başga görkezilişi ýaly taýýarlaň, ingredientleri 5-6 kwartal haýal ojakda goýuň. 12-14 sagat pes otda ýapyň we bişirmeli. 3-nji ädimde görkezilişi ýaly dowam ediň. Takmynan 10 käse ýasaýar.

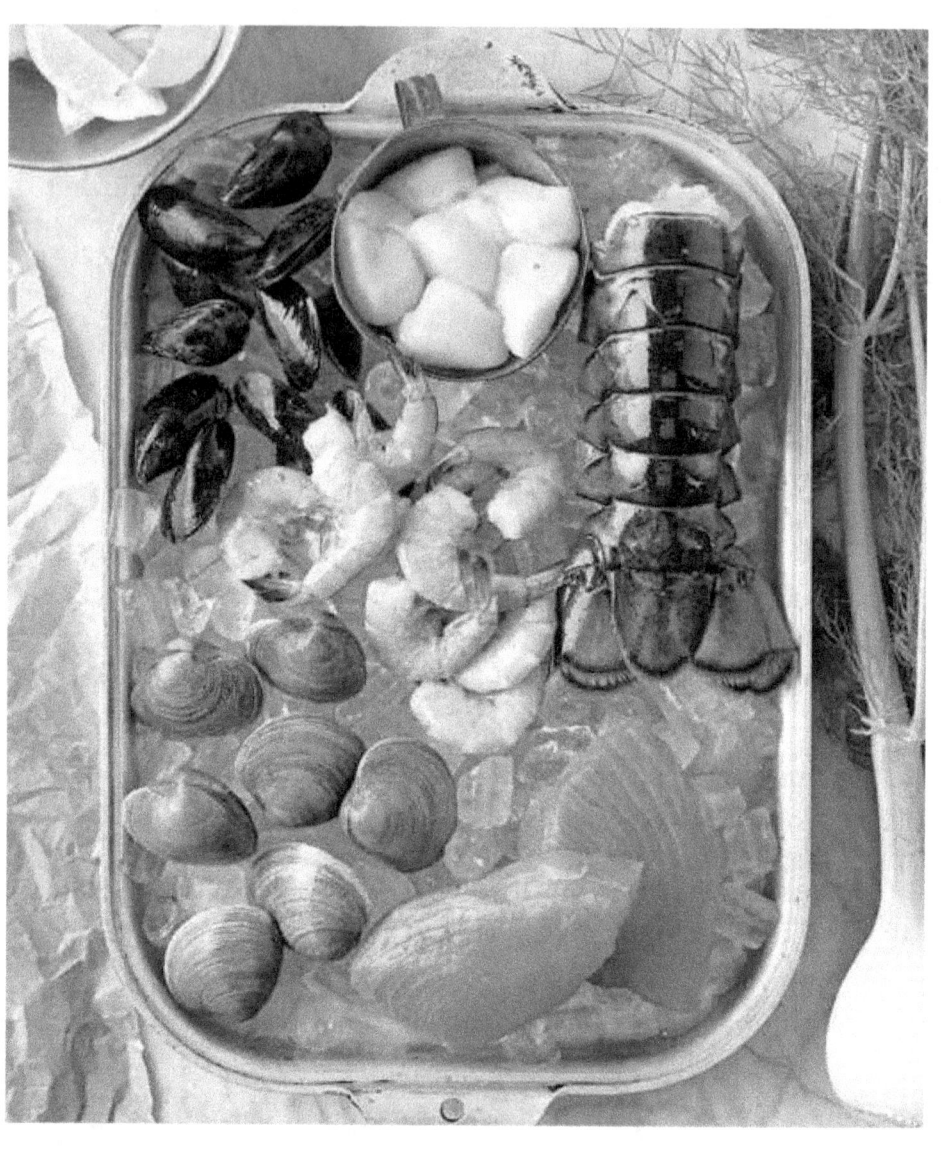

GREENAŞYL HARISSA LOSOS

TAÝÝARLYK: 25 minut bişirmek: 10 minut gril: 8 minut taýýarlyk: 4 nahar SURAT

ADATY GÖK ÖNÜM GABYGY ULANYLÝARSALAT ÜÇIN TÄZE ÇIG ASPARAGUSY INÇE LENTALARA SYRMAK. AÇYK SITRUS WINAIGRETTE ZYŇYLDY (SER<u>RESEPT</u>) WE KAKADYLAN GOWRULAN GÜNEBAKAR TOHUMY BILEN BILELIKDE LOSOS WE ÝAKYMLY ÝAŞYL ÖSÜMLIK SOUSYNA ÝAKYMLY TÄSIR EDÝÄR.

SALMON
4 dýuýmdan galyňlygy 4-8 unsiýa täze ýa-da doňan derisiz losos filetleri
Zeýtun ýagy

HARISSA
1½ nahar kimyon tohumy
1 nahar çemçesi koriander tohumy
1 stakan berk petruşka ýapraklary
1 stakan gaty dogralan täze koriander (ýapraklar we baldaklar)
2 jalapeños, tohumly we takmynan kesilen (ser<u>yşarat</u>)
1 ownuk, dogralan
2 sany sarymsak gaby
1 çaý çemçesi inçe grated limon gabygy
2 nahar çemçesi täze limon suwy
⅓ käse zeýtun ýagy

BALYKLY GÜNEBAKAR TOHUMY
⅓ käse çig günebakar tohumy
1 nahar çemçesi zeýtun ýagy
1 çaý çemçesi bugly ysly zatlar (ser<u>resept</u>)

SALAT
12 sany uly asparagus naýzasy, kesilen (takmynan 1 funt)
⅓ käse Bright Citrus Vinaigrette (ser<u>resept</u>)

1. Balyk doňan bolsa eremeli; kagyz polotensasy bilen süpüriň. Balygyň iki tarapyny zeýtun ýagy bilen inçejik ýuwuň. Bir gapdala goýduň, äsgermezlik edýärsiň.

2. Harissa üçin kimyon we koriander tohumlaryny orta pes otda ownuk gazanda 3-4 minutlap ýa-da çalaja gyzarýan we hoşboý ysly bolýança gowurmaly. Iýmit prosessorynda tostlanan kimyon we koriander tohumlaryny, petruşka, silantro, jalapeño, sogan, sarymsak, limon şiresi, limon şiresi we zeýtun ýagyny birleşdiriň. Biz oňat işleýäris. Bir gapdala goýduň, äsgermezlik edýärsiň.

3. Möwsümleýin günebakar tohumy üçin, ojagy 300 ° F çenli gyzdyryň. Çörek bişirilýän kagyz bilen çyzyk; bir gapdala goý, äsgermezlik et. Günebakar tohumyny we 1 çaý çemçesi zeýtun ýagyny ownuk gaba garmaly. Bugly yslary tohumlaryň üstüne sepiň; palta garmaly. Günebakar tohumyny çörek kagyzyna deň derejede ýaýlaň. Takmynan 10 minut bişirmeli ýa-da ýeňil tostlanýança bişirmeli.

4. Kömür panjara ýa-da gaz panjarasy üçin, losany orta otda göni ýagly panjara salyň. 8-12 minutlap ýapyň we panjara ýapyň ýa-da balyk çeňňek bilen synag edilende, griliň ýarysyna öwrülip başlaýar.

5. Bu aralykda, salat üçin asparagus naýzalaryny uzyn inçe zolaklara syrmak üçin gök önüm gabygyny ulanyň. Bir tabaga ýa-da orta tabaga geçiriň. (Maslahatlar ýuka bolansoň dargaýar; bir tabaga ýa-da tabaga geçiriň. Tejribeli günebakar tohumlaryna sepiň.

6. Hyzmat etmek üçin dört tabagyň hersine bir filet goýuň; filet üçin bir çemçe ýaşyl harissa. Saç syrylan asparagus salady bilen hyzmat ediň.

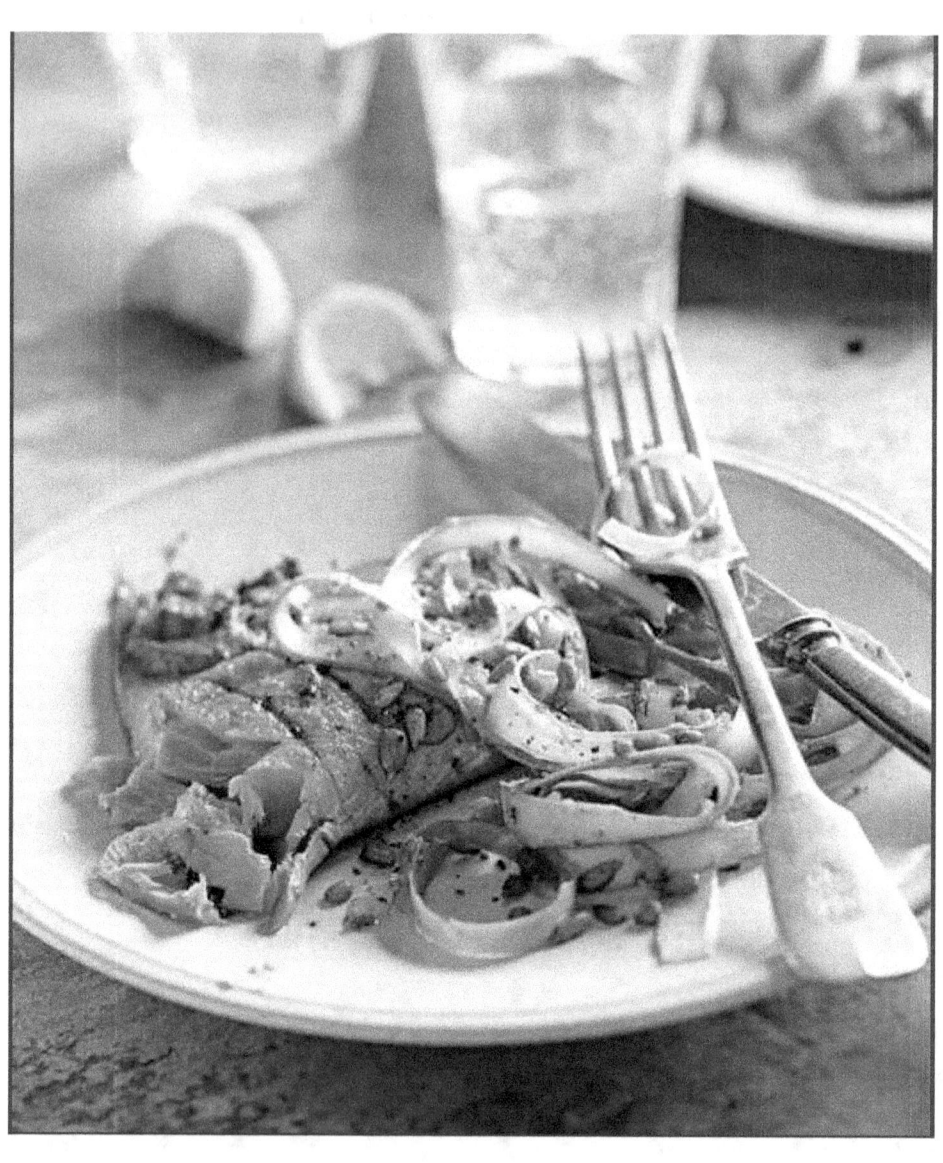

MARINIRLENEN ARTOKOK SALADY BILEN BIŞIRILEN LOSOS

TAÝÝARLYK:20 minut panjara: 12 minut: 4 nahar

SALAT ZYŇMAK ÜÇIN KÖPLENÇ IŇ OŇAT GURALLARDYRELIŇ SALAT WE ARASSALANAN ELLER BILEN SALAT IŇ GOWUSY GOŞULÝAR.

4 6 unsiýa täze ýa-da doňdurylan losos filesi
1 9 unsiýa paket doňan artokok ýürekleri, eredilen we guradylan
5 nahar çemçesi zeýtun ýagy
2 nahar çemçesi dogralan çorbalar
1 nahar çemçesi inçe grated limon gabygy
¼ käse täze limon suwy
3 nahar çemçesi dogralan täze oregano
½ çemçe täze ýer gara burç
1 nahar çemçesi Ortaýer deňziniň ýakymly yslary (ser_resept_)
1 5 oz paket garylan çaga salady

1. Balyk doňan bolsa, eremeli. Balygy ýuwuň; kagyz polotensasy bilen süpüriň. Balygy bir gyra goýuň.

2. Orta tabakda artikoklary 2 nahar çemçesi zeýtun ýagy bilen zyňyň; bir gapdala goý, äsgermezlik et. Uly tabakda 2 nahar çemçesi zeýtun ýagyny, çorbalary, limon görnüşini, limon suwuny we oreganony birleşdiriň; bir gapdala goý, äsgermezlik et.

3. Kömür panjara ýa-da gaz panjarasy üçin artokok ýüreklerini panjara sebetine we panjara göni orta ýokary otda goýuň. -8ygy-ýygydan garyşdyryp, 6-8 minutlap ýapyň we panjara ýapyň. Artiloklary panjardan çykaryň. 5 minut sowadyň, soň bolsa garyndysyna artikoklary goşuň. Burç

bilen möwsüm; palto zyň. Bir gapdala goýduň, äsgermezlik edýärsiň.

4. Sogan, galan 1 nahar çemçesi zeýtun ýagy bilen çotuň; Ortaýer deňziniň tagamyna sepiň. Sogan, panjara, möwsümleýin tarapyny göni orta ýokary otda goýuň. 6-8 minutlap ýapyň we panjara ýapyň ýa-da çeňňek bilen synag edilende balyklar çişip başlaýança, panjaryň ýarysyna seresaplylyk bilen öwrüliň.

5. Duzly artokok bilen tabaga salat goşuň; palta ýuwaşlyk bilen zyňyň. Salat panjara losos bilen berilýär.

GREENAŞYL POMIDOR SALSA BILEN ÇALT GOWRULAN ÇILE-SALVI LOSOS

TAÝÝARLYK:35 minut sowatmak: 2-4 sagat bişirmek: 10 minut: 4 nahar

"ÇÖREK BIŞIRMEK" BU USULY AŇLADÝAROJAKDA GURY PANANY ÝOKARY TEMPERATURADA GYZDYRYŇ, AZAJYK ÝAG WE BALYK, TOWUK ÝA-DA ET GOŞUŇ (NAHARLAR!), SOŇRA NAHARY OJAKDA TAMAMLAŇ. ÇALT GOWURMAK, BIŞIRMEK WAGTYNY GYSGALDÝAR WE ÝAKYMLY DAŞ GÖRNÜŞINI WE ŞIRELI, ÝAKYMLY IÇKI GÖRNÜŞINI DÖREDÝÄR.

SALMON
- 4 5-6 oz täze ýa-da doňdurylan losos filesi
- 3 nahar çemçesi zeýtun ýagy
- ¼ käse inçejik dogralan sogan
- 2 sany sarymsak gabygy, gabykly we dilimlenen
- 1 nahar çemçesi ýer koriander
- 1 çaý çemçesi ýer kimini
- 2 çaý çemçesi süýji paprika
- 1 çaý çemçesi guradylan oregano, ezilen
- ¼ çaý çemçesi kaýen burç
- ⅓ käse täze hek şiresi
- 1 nahar çemçesi dogralan täze adaty

GREENAŞYL POMIDOR SALSA
- 1½ käse berk ýaşyl pomidor
- ⅓ käse dogralan gyzyl sogan
- 2 nahar çemçesi dogralan täze koriander
- 1 jalapeño tohumly we dogralan (seryşarat)
- 1 sarymsak ýorunja, dogralan
- As çaý çemçesi ýer kimini
- ¼ çaý çemçesi çili tozy

2-3 nahar çemçesi täze hek suwy

1. Balyk doňan bolsa, eremeli. Balygy ýuwuň; kagyz polotensasy bilen süpüriň. Balygy bir gyra goýuň.

2. Çili-adaty pasta üçin 1 nahar çemçesi zeýtun ýagyny, sogan we sarymsagy ownuk skeletde birleşdiriň. Pes otda 1-2 minut bişirmeli ýa-da hoşboý ysly bolýança bişirmeli. Koriander we kimyon bilen garmaly; bişirmeli we 1 minut garmaly. Paprika, oregano we kaýen burçuny garmaly; bişirmeli we 1 minut garmaly. Hek şiresi we adaçak goşuň; takmynan 3 minut bişirmeli we garmaly; Gowy.

3. Çiliminň adaty garyndysy bilen filetiň iki tarapyny örtmek üçin barmaklaryňyzy ulanyň. Balygy stakana ýa-da reaktiw däl gapda goýuň; plastmassa örtük bilen gowy örtüň. 2-4 sagat sowadyň.

4. Bu aralykda, salsa üçin pomidor, sogan, silantro, jalapeño, sarymsak, kimyon we çili tozy birleşdiriň. Gowy garmaly. Hek suwy bilen damja; palto zyň.

4. Sogan, mümkin boldugyça batyrmak üçin rezin spatulany ulanyň. Hamyry taşlaň.

5. Goşmaça uly guýma demir panany ojakda goýuň. Peçini 500 ° F çenli gyzdyryň. Peçiň içine gazana gyzdyryň.

6. Gyzgyn panany ojakdan çykaryň. Gazana 1 nahar çemçesi zeýtun ýagyny guýuň. Gazanyň düýbüni ýag bilen örtmek üçin tabany egiň. Düwürtikleri deriniň aşagy bilen tabaga goýuň. Filletleriň ýokarsyny galan 1 nahar çemçesi zeýtun ýagy bilen ýuwuň.

7. Sogan, takmynan 10 minut bişirmeli ýa-da wilka bilen synag edilende balyk çişip başlaýança. Balyklara salsa bilen hyzmat ediň.

LIMON-HOZ PESTO BILEN PAPILLOTDA BIŞIRILEN LOSOS WE ASPARAGUS

TAÝÝARLYK:20 minut bişirmek: 17 minut: 4 nahar

"EN PAPILLOTE" BIŞIRMEK, DIŇE KAGYZDA BIŞIRMEK DIÝMEKDIR.KÖP SEBÄPLERE GÖRÄ BIŞIRMEGIŇ AJAÝYP USULYDYR. BALYK WE GÖK ÖNÜMLER FOLGA PAKETINDE BUG, ŞIRELERDE, TAGAMLARDA WE ÝOKUMLY MADDALARDA GULPLANÝAR - SOŇUNDAN GAP-GAÇ ÝUWMAGYŇ ZERURLYGY ÝOK.

4 6 unsiýa täze ýa-da doňdurylan losos filesi

1 stakan ýeňil gaplanan täze reyhan ýapraklary

1 stakan ýeňil petruşka ýapraklary

½ käse hoz, tostlanan *

5 nahar çemçesi zeýtun ýagy

1 çaý çemçesi ınçe grated limon gabygy

2 nahar çemçesi täze limon suwy

1 sarymsak ýorunja, ınçe kesilen

1 kilo ınçe asparagus, dilimlenen

4 nahar çemçesi gury ak şerap

1. Sogan, doňan bolsa, eremeli. Balygy ýuwuň; kagyz polotensasy bilen süpüriň. Peçini 400 ° F çenli gyzdyryň.

2. Pesto üçin reyhan, petruşka, hoz, zeýtun ýagy, limon şiresi, limon şiresi we sarymsagy blenderde ýa-da iýmit prosessorynda birleşdiriň. Smoothumşak bolýança ýapyň we garyşdyryň ýa-da gaýtadan işläň; bir gapdala goý, äsgermezlik et.

3. Pergament kagyzyndan dört 12 dýuým kwadrat kesiň. Her paket üçin pergament meýdançasynyň ortasyna losos filetini goýuň. Asparagusyň dörtden birini we 2-3 nahar çemçesi pestonyň üstünde goýuň; 1 nahar çemçesi şerap sepiň. Çörek kagyzynyň iki ters tarapyny galdyryň we balygyň üstünde birnäçe gezek bukuň. Pergamentiň ujuny möhürlemek üçin epläň. Moreene üç paket ýasamak üçin gaýtalaň.

4. 17-19 minut bişiriň ýa-da çeňňek bilen synag edilende balyk çişip başlaýança bişiriň (dogrulygyny barlamak üçin bukjany seresaplyk bilen açyň).

* Maslahat: Fizikleri tostlamak üçin, ojagy 350 ° F çenli gyzdyryň. Hozlary bir gatlakda ýalpak gazanda ýaýlaň. 8-10 minut bişirmeli ýa-da çalaja gyzarýança, bir gezek garmaly. Çörekleri azajyk sowadyň. Arassa çaý polotensasyna ýyly hoz goýuň; derini boşatmak üçin polotensa bilen sürtüň.

KÖMELEK-ALMA PAN SOUSY BILEN MÖWSÜMLEÝIN LOSOS

BAŞYNDAN AHYRYNA ÇENLI:40 minutlyk taýýarlyk wagty: 4 nahar

BULARYŇ HEMMESI LOSOS FILESISOGANLY KÖMELEKLERIŇ, GYZYL SOGAN, GYZYL REŇKLI ALMA DILIMLERINIŇ KOMBINASIÝASY BILEN - WE AÇYK ÝAŞYL YSMANAK DÜŞEGINDE HYZMAT EDILSE - MYHMANLAR ÜÇIN AJAÝYP TAGAM TAÝÝARLAÝAR.

1 ½ kilo täze ýa-da doňdurylan losos filesi, derisi

1 nahar çemçesi tohum, inçe ezilen *

As çaý çemçesi guradylan adaty, ezilen

As çaý çemçesi ýer koriander

¼ çemçe gury gorçisa

¼ çemçe gara burç

2 nahar çemçesi zeýtun ýagy

1½ stakan täze kremini kömelekleri

1 orta gyzyl sogan, gaty inçe dilimlenen

1 ownuk bişirilen alma, dörtburç, reňkli we inçe dilimlenen

¼ käse gury ak şerap

4 käse täze ysmanak

Täze adaty adaty ownuk bölekler (islege görä)

1. Sogan, doňan bolsa, eremeli. Peçini 425 ° F çenli gyzdyryň. Pergament kagyzy bilen uly tarelka çyzyň; bir gapdala goý, äsgermezlik et. Balygy ýuwuň; kagyz polotensasy bilen süpüriň. Sogan balygynyň derisini taýýar çörek bişirilýän kagyzyň üstünde goýuň. Ownuk tabakda şüweleň tohumyny, as çaý çemçesi guradylan adaty, koriander, gorçisa we burç birleşdiriň. Sogan bilen deň derejede sepiň; barmaklaryňyz bilen sürtüň.

2. Balygyň galyňlygyny ölçäň. Balygy 4-6 minut ½ dýuým galyňlykda ýa-da wilka bilen synag edilende balyk çişip başlaýança bişiriň.

3. Bu aralykda, gaz sousy üçin zeýtun ýagyny orta otda uly skletde gyzdyryň. Kömelek we sogan; kömelekler ýumşak we goňur bolup başlaýança, 6-8 minut bişirmeli. Alma goşuň; örtülen bişirmeli we ýene 4 minut garmaly. Seresaplyk bilen şerap goşuň. 2-3 minutlap ýa-da alma dilimleri ýumşaýança bişirmeli. Gaýnadylan çemçe ulanyp, kömelek garyndysyny orta tabaga geçiriň; ýyly bolmak üçin gapak.

4. Ysmanagy şol bir gazanda 1 minut bişirmeli ýa-da ysmanak ýaňy süpürilýänçä, yzygiderli garmaly. Ysmanagy dört tabagyň arasynda bölüň. Sogan balygyny dört deň bölege bölüň, deriniň üstünden kesiň, ýöne kesmäň. Deriden losos böleklerini götermek üçin uly spatula ulanyň; lososyň bir bölegini her tabakda ysmanakda goýuň. Kömelek garyndysyny losanyň üstüne deň derejede guýuň. Isleseňiz täze adaç bilen bezeliň.

* Maslahat: arpanyň tohumyny sogan ýa-da ýakymly ysly ýylmaýjy bilen eziň.

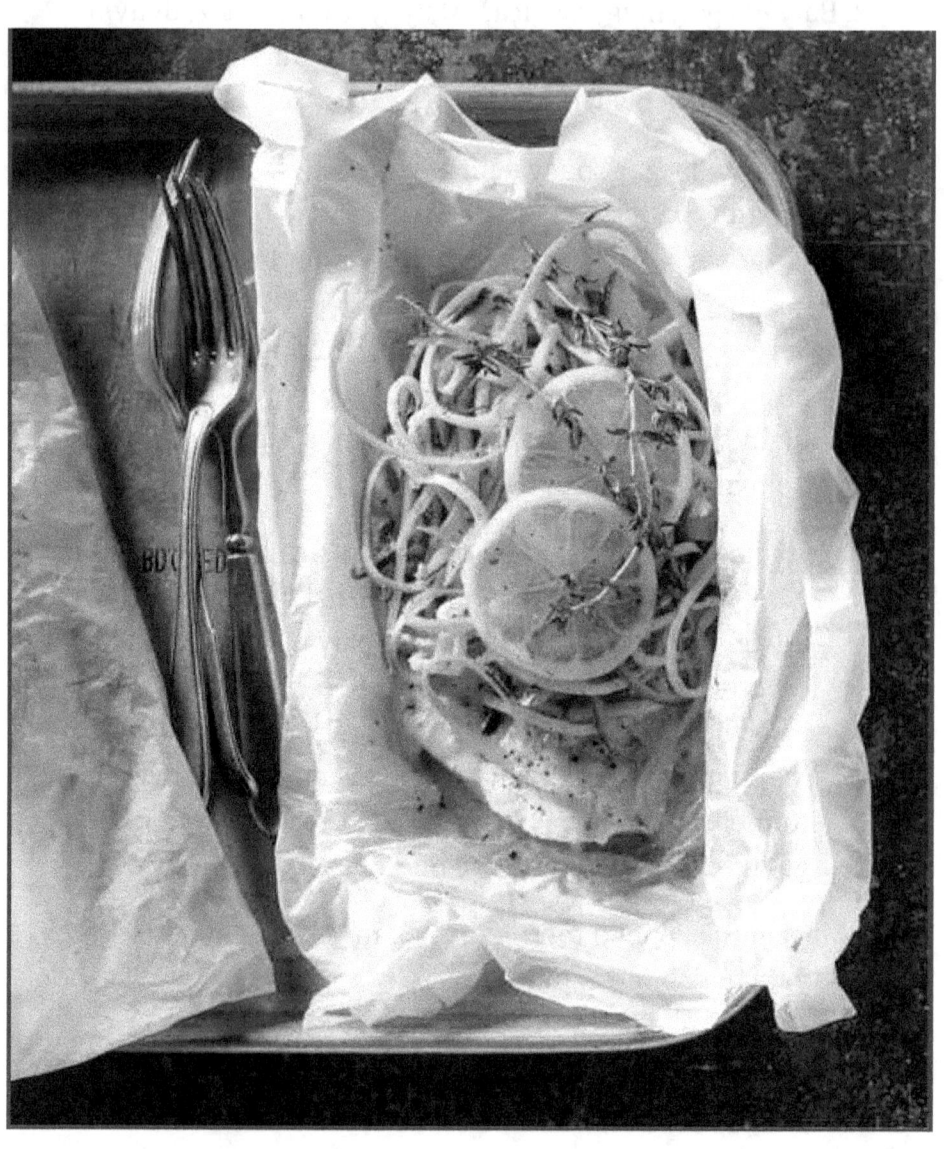

SOLE EN PAPILLOTE JULIENNE GÖK ÖNÜMLER

TAÝÝARLYK:30 minut bişirmek: 12 minut: 4 naharSURAT

ELBETDE GÖK ÖNÜMLERI IÝIP BILERSINIZÝITI ASPEZIN PYÇAGY BILEN GOWY, ÝÖNE GATY KÖP WAGT TALAP EDÝÄR. JULIENNE PEELER (SER<u>"ENJAMLAR"</u>) GÖK ÖNÜMLERIN UZYN, INÇE, BIRMENZES ZOLAKLARYNY ÇALT ÝASAP BILERSINIZ.

4 6 oz täze ýa-da doňdurylan tagta, flounder ýa-da beýleki berk ak balyk filetleri

1 nahar, julienne kesildi

1 sany uly käşir, dogralan

½ gyzyl sogan, julienne kesildi

2 Rim pomidor, tohumly we dogralan

2 sany sarymsak gaby, dogralan

1 nahar çemçesi zeýtun ýagy

As çaý çemçesi gara burç

8 sany inçe dilimlere 1 limon kesildi, tohumlar aýryldy

8 sany täze kekik

4 çaý çemçesi zeýtun ýagy

¼ käse gury ak şerap

1. Balyk doňan bolsa, eremeli. Peçini 375 ° F çenli gyzdyryň. Zerini, käşir, sogan, pomidor we sarymsagy uly gaba garmaly. 1 nahar çemçesi zeýtun ýagy we ¼ çaý çemçesi burç goşuň; birleşdirmek üçin gowy garmaly. Gök önümleri bir gyra goýuň.

2. Pergament kagyzyndan dört 14 dýuým kwadrat kesiň. Balygy ýuwuň; kagyz polotensasy bilen süpüriň. Her meýdanyň ortasyna filet goýuň. Galan ¼ çaý çemçesi burç bilen sepiň. Gök önümleri, limon dilimlerini we kekik pürslerini filetleriň üstünde deň paýlaň. Her stakany 1 çaý

çemçesi zeýtun ýagy we 1 nahar çemçesi ak şerap bilen ýaýlaň.

3. Bir gezekde bir paket bilen işlemek, iki garşy tarapyny pergament kagyzyna galdyryň we balygyň üstünde birnäçe gezek bukuň. Pergamentiň ujuny möhürlemek üçin epläň.

4. Paketleri uly çörek bişirilýän gapda ýerleşdiriň. Takmynan 12 minut bişirmeli, ýa-da çeňňek bilen synag edilende balyk çişip başlaýança bişiriň (dogrulygyny barlamak üçin bukjany seresaplyk bilen açyň).

5. Hyzmat etmek üçin her paketini bir tabaga goýuň; paketleri üns bilen açyň.

TÜSSE HEK KREMI BILEN ARUGULA PESTO BALYK TACOS

TAÝÝARLYK:30 minutlyk gril: ½ dýuým galyňlygy üçin 4-6 minut: 6 nahar

TUNA KOD BILEN ÇALŞYRYLYP BILNER- DIŇE TILAPIÝA DÄL. GYNANSAGAM, TILAPIÝA BALYK ÜÇIN IŇ ERBET SAÝLAMALARDAN BIRIDIR. UNIVERSHLIUMUMY DIÝEN ÝALY ÖSDÜRILIP ÝETIŞDIRILÝÄR WE KÖPLENÇ ELHENÇ ŞERTLERDE ÖSDÜRILIP ÝETIŞDIRILÝÄR - ŞONUŇ ÜÇIN TILAPIÝA HEMME ÝERDE DIÝEN ÝALY ÖŇÜNI ALMALY.

4 4-5 unsiýa täze ýa-da doňdurylan ýeke-täk filetler, takmynan ½ dýuým galyňlykda

Arugula pesto üçin 1 resept (ser<u>resept</u>)

½ käse kawaý kremi (ser<u>resept</u>)

1 çaý çemçesi bugly ysly zatlar (ser<u>resept</u>)

As çaý çemçesi inçe kesilen hek zesti

12 salat ýapragy

1 bişen awakado, ýarym, dykylan, gabykly we inçe dilimlenen

1 käse dogralan pomidor

¼ käse dogralan täze silantro

Kirpiklere 1 hek kesildi

1. Balyk doňan bolsa, eremeli. Balygy ýuwuň; kagyz polotensasy bilen süpüriň. Balygy bir gyra goýuň.

2. Balygyň iki tarapyny arugula pesto bilen sürtüň.

3. Kömür panjara ýa-da gaz panjarasy üçin balygy orta otda göni ýagly panjara goýuň. 4-6 minut ýapyň we panjara ýapyň ýa-da balyk çeňňek bilen synag edilende, griliň ýarysyna bir gezek öwrülip başlaýar.

4. Bu aralykda, tüsse hek kremi üçin kiçijik tabakda kawa kremini, tüsse ýakymly ysly zatlary we hek suwuny birleşdiriň.

5. Balygy wilka bilen böleklere bölüň. Butterag ýapraklaryny balyk, awakado dilimleri we pomidor bilen dolduryň; silantro sepiň. Tacoslary tüsse hek kremi bilen ýaýlaň. Takoslary gysmak üçin hek takyrlary bilen hyzmat ediň.

BADAM GABYGY

TAÝÝARLYK:15 minut bişirmek: 3 minut: 2 nahar

BIRAZ BADAM UNYKREMLI UKROP MAÝONEZI WE TÄZE LIMONYŇ GYSYLMAGY BILEN ÜPJÜN EDILEN BU GATY ÇALT PANADA GOWRULAN BALYKDA AJAÝYP GABYK DÖREDÝÄR.

12 unsiýa täze ýa-da doňdurylan ýekeje filet

1 nahar çemçesi limon ysly (ser resept)

¼-½ çemçe gara burç

⅓ käse badam uny

2-3 nahar çemçesi zeýtun ýagy

¼ käse Paleo Maýo (ser resept)

1 çaý çemçesi dogralan täze ukrop

Limon dilimleri

1. Balyk doňan bolsa, eremeli. Balygy ýuwuň; kagyz polotensasy bilen süpüriň. Limon zestini we burçuny ownuk gaba garmaly. Filetiň iki tarapyny hoşboý ysly garyndy bilen çalyň, biri-birine ýapyşar ýaly ýeňil basyň. Badam ununy uly tabaga sepiň. Her filetiň bir tarapyny badam uny bilen örtüň, ýapyşmak üçin ýeňil basyň.

2. Uly skletde, orta ýokary otda panany ýapmak üçin ýeterlik ýag gyzdyryň. Balygy, derini aşak goşuň. 2 minut bişirmeli. Seresaplyk bilen balygy öwüriň; takmynan 1 minut bişirmeli, ýa-da wilka bilen synag edilende balyk çişýänçä.

3. Sous üçin Paleo maýony we ukropy ownuk gaba birleşdiriň. Balyk sous we limon pürsleri bilen berilýär.

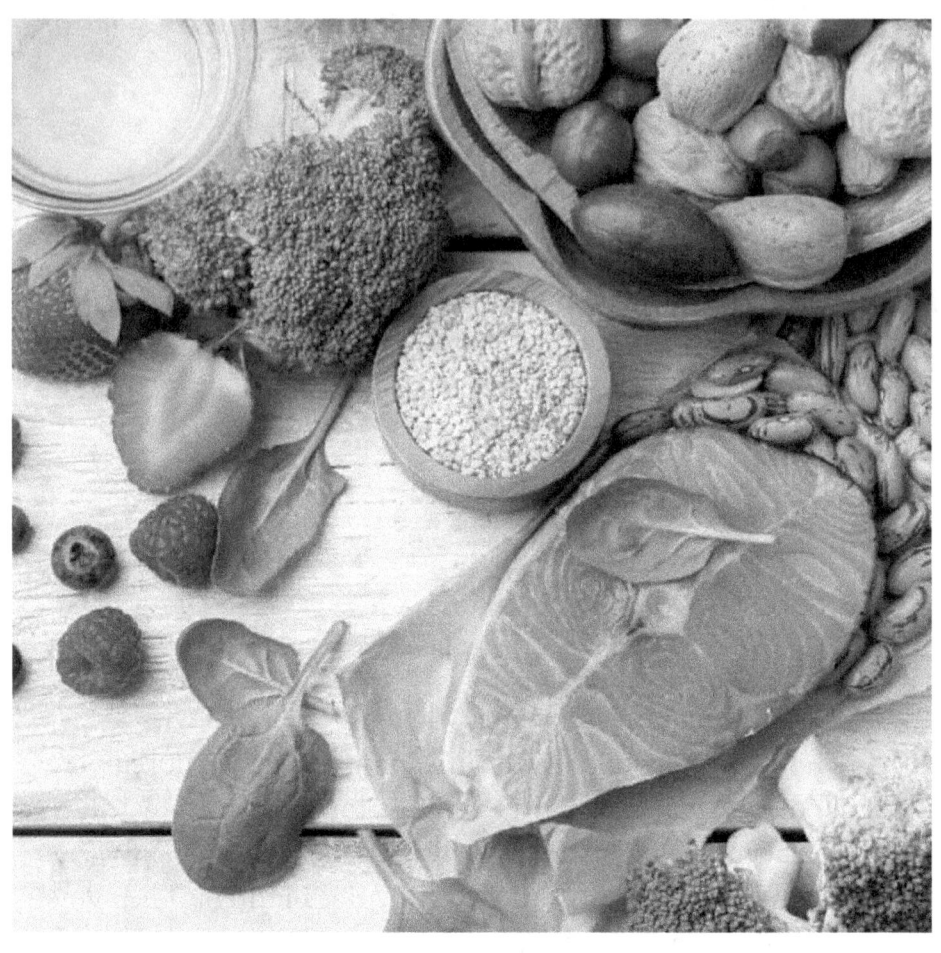

TAÝÝARLANAN MANGO-REYHAN SOUSY BILEN BIŞIRILEN KOD WE NAHAR PAKETLERI

TAÝÝARLYK:20 minut gril: 6 minut: 4 nahar

1 to 1,5 funt täze ýa-da doňdurylan kod, ½ 1 dýuým galyňlykda
4 bölek 24 dýuým we ini 12 dýuým
Julienne zolaklaryna kesilen 1 sany orta gök
Limon ysly (ser<u>resept</u>)
¼ käse Çipotle Paleo Maýo (ser<u>resept</u>)
1-2 nahar çemçesi arassalanan mango *
1 nahar çemçesi täze hek ýa-da limon şiresi ýa-da tüwi çakyr sirkesi
2 nahar çemçesi dogralan täze reyhan

1. Balyk doňan bolsa, eremeli. Balygy ýuwuň; kagyz polotensasy bilen süpüriň. Balygy dört bölege bölüň.

2. Iki galyňlyk 12 dýuým inedördül etmek üçin folga bölekleriniň hersini iki bölege bölüň. Folga meýdançasynyň ortasyna balyk bölejigini goýuň. Zakiniň dörtden bir bölegini üstünde goýuň. Limon görnüşi bilen sepiň. Alýumin folgasynyň iki ters tarapyny ýokaryk galdyryň we kortetiň we balygyň üstünde birnäçe gezek epläň. Alýumin folgasynyň ujunda epläň. Moreene üç paket ýasamak üçin gaýtalaň. Sous üçin Çipotle Paleo Maýony, mangony, hek suwuny we reyhanany ownuk gaba birleşdiriň; bir gapdala goý, äsgermezlik et.

3. Kömür panjara ýa-da gaz panjarasy üçin paketleri orta otda göni ýagly panjara salyň. 6-9 minut ýapyň we panjara ýapyň ýa-da çeňňek bilen synag edilende we balyk çişip başlaýança (ýalpaklygy barlamak üçin bukjany üns bilen

açyň). Gril edilende paketleri öwürmäň. Her bölegini sous bilen ýuwuň.

* Maslahat: Mango püresi üçin ¼ käse dogralan mangony we 1 nahar çemçesi suwy blenderde garmaly. Smoothumşak bolýança ýapyň we garmaly. Arassalanan mangonyň galan bölegini süzme goşuň.

RIESLINGDE PESTO BILEN DOLDURYLAN POMIDOR BILEN GOWRULAN KOD

TAÝÝARLYK:30 minut bişirmek: 10 minut: 4 nahar

1 dýuým galyňlykda 1 ýa-da 1,5 funt täze ýa-da doňdurylan kod filetleri

4 Roma pomidor

3 nahar çemçesi reyhan pesto (ser<u>resept</u>)

¼ çaý çemçesi gara burç

1 käse gury Riesling ýa-da Sauvignon Blanc

1 sany täze kekik ýa-da ½ çemçe guradylan kekik, ezilen

1 aýlaw ýapragy

½ käse suw

2 nahar çemçesi dogralan çorbalar

Limon dilimleri

1. Balyk doňan bolsa, eremeli. Pomidorlary keseligine ýarym kesiň. Tohumlary we etiň bir bölegini kesiň. (Pomidoryň tekiz oturmagy zerur bolsa, pomidoryň düýbünde deşik ýokdugyna göz ýetirip, ujundan gaty inçe dilim kesiň.) Pomidoryň ýarysyna pesto çemçe; döwülen burç sepiň; bir gapdala goý, äsgermezlik et.

2. Balygy ýuwuň; kagyz polotensasy bilen süpüriň. Balygy dört bölege bölüň. Bugly sebedi berk gapakly uly gazana goýuň. Gazana takmynan ½ dýuým suw goşuň. Gaýnadyň; ýylylygy ortaça peseltmek. Kesilen pomidorlary sebete goýuň. 2-3 minut ýapyň ýa-da gyzýança gaýnadyň.

3. Pomidorlary bir tabaga çykaryň; ýyly bolmak üçin gapak. Bug gazanyny gazandan çykaryň; suwy taşla. Gazana şerap, kekik, aýlag ýapraklary we ½ käse suw goşuň. Gaýnadyň; ýylylygy pes derejä çenli peseltmek. Balyk we

sogan goşuň. 8-10 minut gaýnadyň, ýa-da wilka bilen synag edilende balyklar çişip başlaýança.

4. Balyklaryň üstüne brakoner suwuklygyny azajyk guýuň. Balyk pesto we limon pürsleri bilen doldurylan pomidor bilen berilýär.

SÜÝJI PÜRESI BILEN BIŞIRILEN PISSE-KORIANDER KODY

TAÝÝARLYK:20 minut bişirmek: 10 minut bişirmek: ½ dýuým galyňlygy üçin 4-6 minut: 4 nahar

1 ýa-da 1,5 funt täze ýa-da doňdurylan kod
Zeýtun ýagy ýa-da arassalanan kokos ýagy
2 nahar çemçesi ýer pisse, pecan ýa-da badam
1 ýumurtga ak
As çaý çemçesi inçe grated limon gabygy
1½ kilo süýji kartoşka, gabykly we dogralan
2 sany sarymsak gaby
1 nahar çemçesi kokos ýagy
1 nahar çemçesi grated täze zynjyr
As çaý çemçesi ýer kimini
¼ käse kokos süýdü (Tebigatyň ýoly ýaly)
4 çaý çemçesi koriander pesto ýa-da reyhan pesto (ser<u>reseptler</u>)

1. Balyk doňan bolsa, eremeli. Kelem gyzdyrmak. Gril panasyndaky ýag çukury. Ownuk tabakda ýer hozy, ýumurtga aklary we limon görnüşini birleşdiriň; bir gapdala goý, äsgermezlik et.

2. Süýji kartoşka püresi üçin, süýji kartoşkany we sarymsagy orta gazanda 10-15 minutlap ýa-da ýumşaýança ýeterlik gaýnag suwda bişirmeli. Kanal; tabaga süýji kartoşka we sarymsak gaýtaryň. Süýji kartoşkany kartoşka ýuwujy bilen garmaly. 1 nahar çemçesi kokos ýagyny, zynjyry we kimyony garmaly. Kokos süýdündäki puree ýeňil we süýtli bolýança.

3. Balygy ýuwuň; kagyz polotensasy bilen süpüriň. Balygy kwartallara bölüň we gyzdyrylan panjara goýuň. Ony inçe

gyralaryň aşagyna goýuň. Her dişlemäni silantro pesto bilen ýuwuň. Pestonyň üstüne hoz garyndysyny döküň we ýuwaşlyk bilen ýaýlaň. Balygy otdan 4-6 minut, ýarym dýuým galyňlykda 4-6 minut gaýnadyň ýa-da balyk çeňňek bilen synag edilende we derisi ýanmaga başlasa, nahar bişirilende folga bilen ýapyň. Balyk süýji kartoşka bilen berilýär.

BIŞEN BROKKOLI BILEN ROSEMARY-MANDARIN KODY

TAÝÝARLYK:15 minut marinasiýa: 30 minuda çenli bişirmek: 12 minut taýýarlyk: 4 nahar

- 1 ýa-da 1,5 funt täze ýa-da doňdurylan kod
- 1 çaý çemçesi inçe grated mandarin gabygy
- ½ käse täze mandarin ýa-da mämişi suwy
- 4 nahar çemçesi zeýtun ýagy
- 2 çaý çemçesi dogralan täze biberi
- ¼-½ çemçe gara burç
- 1 çaý çemçesi inçe grated mandarin gabygy
- 3 käse brokkoli
- ¼ çaý çemçesi ezilen gyzyl burç
- Mandarin dilimleri, tohumlar aýryldy

1. Peçini 450 ° F çenli gyzdyryň. Balyk doňan bolsa, eremeli. Balygy ýuwuň; kagyz polotensasy bilen süpüriň. Balygy dört bölege bölüň. Balygyň galyňlygyny ölçäň. Saýlawda, mandarin apelsin suwuny, 2 nahar çemçesi zeýtun ýagyny, biberi we gara burçuny birleşdiriň; balyk goşuň. Gaplaň we holodilnikde 30 minutlap marinat etmek üçin goýuň.

2. Uly tabakda galan 2 nahar çemçesi zeýtun ýagy we ezilen gyzyl burç bilen brokkoly zyňyň. 2 litr çörek bişirilýän tabaga ýerleşdiriň.

3. Goşmaça zeýtun ýagy bilen ýalpak çörek bişirilýän kagyzy ýeňil ýaglaň. Balygy süzüň we marinady gaýnadyň. Balygy inçe gyrasyna gysyp, gazana goýuň. Balygy we brokkolini ojakda goýuň. Brokkoly 12-15 minut bişirmeli ýa-da bişýänçä ýarym bişirmeli. Balygy ýarym dýuým

galyňlykda 4-6 minutda ýa-da wilka bilen synag edilende balyk çişýänçä gaýnadyň.

4. Goralýan marinady ownuk gazanda gaýnadyň; 2 minut bişirmeli. Bişen balygy marinad bilen sepiň. Balyk brokkoli we mandarin dilimleri bilen berilýär.

KARRI KODLY SALAT DUZLANAN TURP BILEN ÖRTÜLÝÄR

TAÝÝARLYK:20 minut durmak: 20 minut bişirmek: 6 minut taýýarlyk: 4 nahar<u>SURAT</u>

- 1 funt täze ýa-da doňdurylan kod filetleri
- 6 turp, takmynan dogralan
- 6-7 nahar çemçesi alma sirkesi
- ½ çemçe ezilen gyzyl burç
- 2 nahar çemçesi arassalanmadyk kokos ýagy
- ¼ käse badam ýagy
- 1 sarymsak ýorunja, dogralan
- 2 çaý çemçesi inçe grated zynjyr
- 2 nahar çemçesi zeýtun ýagy
- 1½-2 nahar çemçesi duzlanmadyk köri tozy
- 4-8 salat ýapragy ýa-da salat ýapragy
- Julienne zolaklaryna kesilen 1 gyzyl süýji burç
- 2 nahar çemçesi dogralan täze koriander

1. Balyk doňan bolsa, eremeli. Orta tabakda turp, 4 nahar çemçesi sirke we ¼ çaý çemçesi ezilen gyzyl burç; Wagtal-wagtal garyşdyryp, 20 minut duruň.

2. Badam ýagy sousy üçin, kokos ýagyny az otda ownuk gazanda erediň. Badam ýagyny tekiz bolýança garmaly. Sarymsak, zynjyr we ¼ çaý çemçesi ezilen gyzyl burç bilen garmaly. Otdan çykaryň. Galan 2-3 nahar çemçesi alma sirkesini goşuň, ýumşaýança garmaly; bir gapdala goý, äsgermezlik et. (Sirke goşulsa sous biraz galyňlaşýar.)

3. Balygy ýuwuň; kagyz polotensasy bilen süpüriň. Zeýtun ýagyny we köri poroşokyny orta otda uly gazanda gyzdyryň. Balyk goşuň; 3-6 minut bişirmeli ýa-da balyk çeňňek bilen synag edilende, ýarym gezek bir gezek

bişirip başlanda. Balygy takmynan döwmek üçin iki çeňňek ulanyň.

4. Turp guýuň; marinady taşla. Her salat ýapragyna biraz balyk, gyzyl burç zolaklary, turp garyndysy we badam ýagy çemçe. Cilantro sepiň. Leavesapraklary dolduryň. Zerur bolsa, bukjany agaç diş düwmesi bilen berkidiň.

BIŞIRILEN TEGMILLI LIMON WE ŞÜWELEŇ

TAÝÝARLYK: 25 minut bişirmek: 50 minut: 4 nahar

HADDOK, ROACH WE KOD HEMMESI BARÝUMŞAK TAGAM, GATY AK ET. BU RESEPTLERIŇ KÖPÜSINDE ÇALŞYLÝAR, BU ÝÖNEKEÝ BIŞIRILEN BALYK WE OTLAR WE ÇAKYR BILEN GÖK ÖNÜMLER.

- 4 6 unsiýa täze ýa-da doňdurylan haddock, pollock ýa-da kod filetleri, takmynan ½ dýuým galyňlykda
- 1 sany uly sogan sogan, tohumlanan we dilimlenen, ýapraklary ätiýaçlandyrylan we dogralan
- 4 sany orta käşir, dikligine ýarym we 2-3 dýuým böleklere bölünýär
- 1 gyzyl sogan, ýarym kesip, dilimläň
- 2 sany sarymsak gaby, dogralan
- 1 limon inçejik dilimlenýär
- 3 nahar çemçesi zeýtun ýagy
- As çaý çemçesi gara burç
- ¾ käse gury ak şerap
- 2 nahar çemçesi inçe dogralan täze petruşka
- 2 nahar çemçesi dogralan täze arpabyr ýapraklary
- 2 çaý çemçesi inçe grated limon gabygy

1. Balyk doňan bolsa, eremeli. Peçini 400 ° F çenli gyzdyryň. Şüweleň, käşir, sogan, sarymsak we limon pürslerini 3 kwartaly gönüburçly çörek bişirilýän gapda garmaly. 2 nahar çemçesi zeýtun ýagyny çalyň we ¼ çaý çemçesi burç sepiň; palto zyň. Gazana şerap guýuň. Tabagy folga bilen ýapyň.

2. 20 minut bişirmeli. Açmak; gök önüm garyndysynda garmaly. Anotherene 15-20 minut bişirmeli ýa-da gök önümler ýumşak we ýumşak bolýança bişirmeli. Ösümlik

garyndysyny garmaly. Balygy galan ¼ çaý çemçesi burç bilen sepiň; balygy gök önüm garyndysynyň üstünde goýuň. Galan 1 nahar çemçesi zeýtun ýagy bilen çalyň. Takmynan 8-10 minut bişirmeli ýa-da wilka bilen synag edilende balyk çişip başlaýança.

3. Petruşkany, şüweleň ýapraklaryny we limon görnüşini ownuk gaba garmaly. Hyzmat edende, balyk we gök önüm garyndysyny tabaklaryň arasynda bölüň. Gazana balyk we gök önümleri çemçe. Petruşka garyndysyna sepiň.

"PECAN SNAPPER", "CAJUN" GÖRNÜŞLI OKRA WE POMIDOR

TAÝÝARLYK:1 sagat bişirmek: 10 minut bişirmek: 8 minut Taýýarlyk: 4 nahar

BU ŞÄRIKLIGE LAÝYK BALYK TAGAMYTAÝÝARLANMAK ÜÇIN WAGT GEREK, ÝÖNE BAÝ TAGAM ONY ÖZÜNE ÇEKÝÄR. GAÝTADAN, LIMON WE KAJUN TAGAMLY TAGAMLY WE DOGRALAN GYZYL BURÇ, SOGAN, PETRUŞKA BILEN DOLDURYLAN MAÝONEZ SOUSY BIR GÜN ÖŇÜNDEN ÝASALYP, SOWADYLYP BILNER.

4 nahar çemçesi zeýtun ýagy

½ käse inçejik dogralan pecanlar

2 nahar çemçesi dogralan täze petruşka

1 nahar çemçesi dogralan täze kekik

2 8 unsiýaly gyzyl snapper filetleri, galyňlygy ½ dýuým

4 çaý çemçesi Cajun tagamy (ser_resept_)

½ käse kesilen sogan

½ käse dogralan ýaşyl süýji burç

½ käse dilimlenen selderýa

1 nahar çemçesi ownuk sarymsak

1 dýuým galyňlykdaky dilimlere (ýa-da 1 dýuým uzynlyga bölünen täze asparagus)
1 funt täze okra çorbasy;

Üzüm ýa-da alça pomidor, 8 unsiýa

2 çaý çemçesi dogralan täze kekik

Gara burç

Remoulade (resept, sagda serediň)

1. 1 nahar çemçesi zeýtun ýagyny orta otda gyzdyryň. Pekanlary we tostlary takmynan 5 minut ýa-da altyn we hoşboý ysly bolýança goşuň. Pekanlary ownuk tabaga geçiriň we sowadyň. Petruşka we kekini goşuň we bir gapdalda goýuň.

2. Peçini 400 ° F çenli gyzdyryň. Çörek bişirilýän kagyz ýa-da alýumin folga bilen çyzyk. Snapper filetlerini çörek bişirilýän kagyzyň üstünde goýuň, deriniň aşagyna goýuň we hersine 1 çaý çemçesi Cajun tagamyny sepiň. Konditer çotgasy bilen filetlere 2 nahar çemçesi zeýtun ýagyny çalyň. Pekan garyndysyny filetleriň arasynda deň derejede ýaýlaň, hozlary balygyň ýüzüne ýuwaşlyk bilen basyp, bilelikde ýapyşyň. Mümkin bolsa, balyk filetiniň ähli açylan bölekerini hoz bilen ýapyň. Balygy 8-10 minut bişirmeli ýa-da pyçagyň ujy bilen aňsatlyk bilen çişýänçä bişirmeli.

3. Galan 1 nahar çemçesi zeýtun ýagyny orta ýokary otda uly skletde gyzdyryň. Sogan, süýji burç, selderýa we sarymsak goşuň. 5 minut bişirmeli ýa-da gök önümler ýumşak we ýumşak bolýança garmaly. Dilimlenen okra (ýa-da asparagus, ulanýan bolsaňyz) we pomidor goşuň; 5-7 minut bişirmeli, ýa-da okra ýumşak we pomidor bölünip başlaýança bişirmeli. Tagamy üçin kekik we gara burç bilen otdan we möwsümden aýyryň. Gök önümleri snapper we remoulade bilen hyzmat ediň.

Remoulade: Iýmit gaýtadan işleýjisinde ½ käse dogralan gyzyl burç, ¼ käse dogralan sogan we 2 nahar çemçesi dogralan täze petruşkany birleşdiriň. ¼ käse Paleo Maýo goşuň (ser_resept_), ¼ käse Dijon gorçisa (ser_resept_), 1½ nahar çemçesi limon suwy we ¼ tsp Cajun tagamy (ser_resept_). Birleşýänçä impuls. Bir tabaga salyň we hyzmat etmäge taýyn bolýançaňyz sowadyň. (Remoulade 1 gün öňünden taýýarlanyp, holodilnikde saklap bolýar.)

AWOKADO-LIMON AÏOLI BILEN TARRAGON TUNA TOPLARY

TAÝÝARLYK: 25 minut bişirmek: 6 minut: 4 nahar<u>SURAT</u>

SOGAN BILEN BIRLIKDE TUNA HEM ŞOLARYŇ BIRIDIRINÇE KESILIP, GAMBURGLARA ÖWRÜLIP BILÝÄN SEÝREK BALYKLARDAN. IÝMIT PROSESSORYNDA TUNANY GAÝTADAN IŞLEMEZLIK ÜÇIN SERESAP BOLUŇ - GAÝTADAN IŞLEMEK ONY HASAM GÜÝÇLENDIRER.

1 kilo täze ýa-da doňdurylan derisiz tuna filetleri

1 ýumurtga ak, ýeňil urulýar

¾ käse toprak altyn zygyr nahary

1 nahar çemçesi täze dogralan tarragon ýa-da ukrop

2 nahar çemçesi dogralan täze çaýlar

1 çaý çemçesi inçe grated limon gabygy

2 nahar çemçesi zygyr ýagy, avokado ýagy ýa-da zeýtun ýagy

1 orta awakado, dilimlenen

3 nahar çemçesi Paleo Maýo (ser<u>resept</u>)

1 çaý çemçesi inçe grated limon gabygy

2 çaý çemçesi täze limon suwy

1 sarymsak ýorunja, dogralan

4 unsiýa çaga ysmanagy (takmynan 4 stakan gaty gaplanan)

⅓ käse gowrulan sarymsak winaigrette (ser<u>resept</u>)

1 Garry Smit alma, reňkli we ölçegli böleklere bölünen alma

¼ käse dogralan tostlanan hoz (ser<u>şarat</u>)

1. Balyk doňan bolsa, eremeli. Balygy ýuwuň; kagyz polotensasy bilen süpüriň. Balygy 1,5 dýuým böleklere bölüň. Balygy iýmit prosessoryna salyň; impulslary bilen ownuk kesmeli. (Kän işlemezlige üns beriň, ýogsam torty gatylaşdyrarsyňyz.) Balygy bir gyra goýuň.

2. Orta tabakda ýumurtga aklaryny, ¼ käse zygyr nahary, tarragon, çiwes we limon görnüşini bulamaly. Balyk goşuň; ýuwaşlyk bilen garmaly. Balyk garyndysyny dört ½ dýuým galyňlykda emele getiriň.

3. Galan ½ käse zygyr naharyny ýalpak gaba goýuň. Gutapjyklary zygyr garyndysyna batyryň, soňra palta deň derejede öwrüliň.

4. mediumagy orta otda goşmaça uly gazanda gyzdyryň. Tuna pattyny gyzgyn ýagda 6-8 minut bişirmeli ýa-da kese keseligine gorizontal girizilen dessine okalýan termometr 160 ° F okaýança, bişirilýän wagtyň ýarysynda bir gezek öwrüň.

5. Şol bir wagtyň özünde, awokadony aïoli üçin orta jamda vilka bilen sürtüň. Paleo Maýo, limon zesti, limon suwy we sarymsak goşuň. Gowy we püresi ýumşaýança garmaly.

6. Ysmanagy orta gaba goýuň. Bişen sarymsak winaigrette bilen ysmanak atyň; palto zyň. Her hyzmat etmek üçin bir tuna topy we ysmanagyň dörtden bir bölegini tabakda goýuň. Aïoli bilen ýokarky tunes. Ysmanak alma we hoz bilen örtüldi. Derrew hyzmat et.

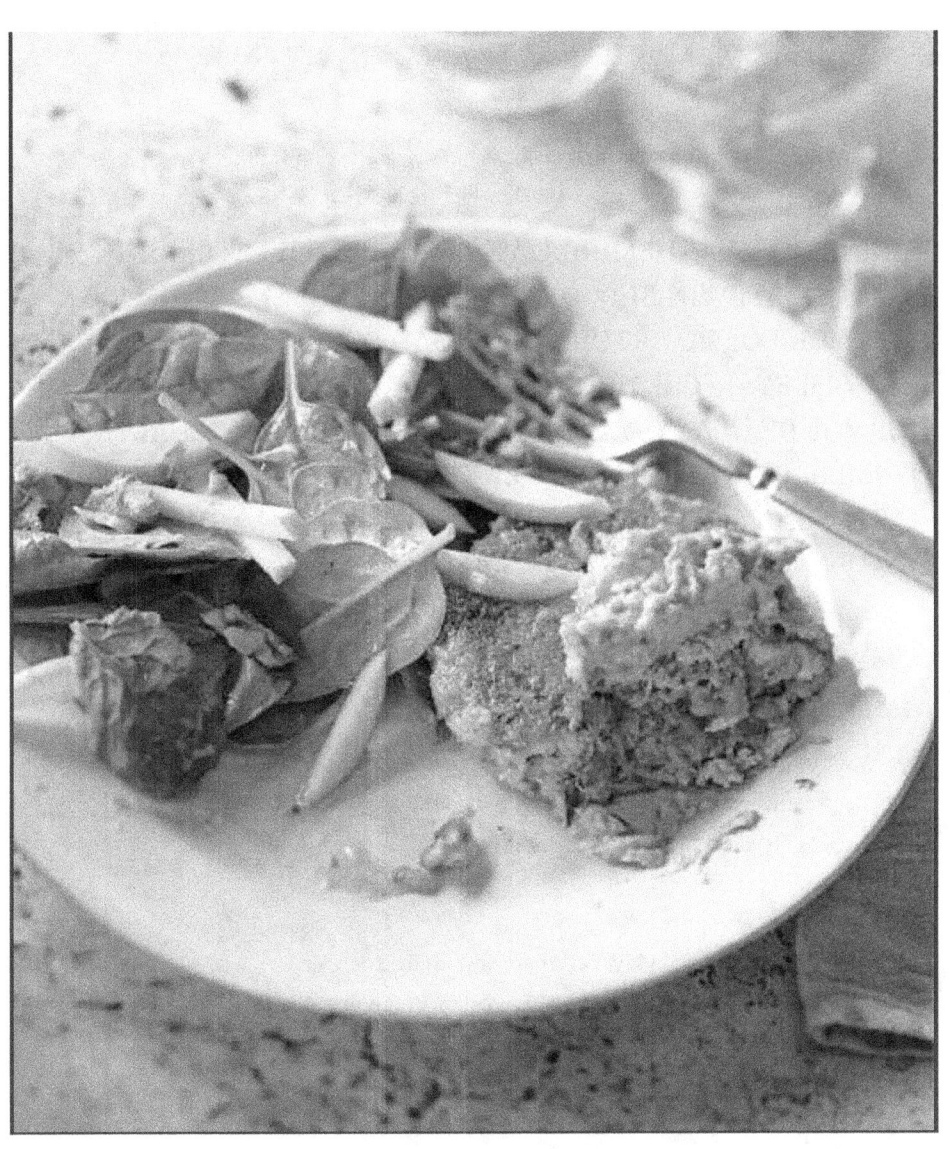

ZOLAKLY BASS TAGINE

TAÝÝARLYK:50 minut sowatmak: 1-2 sagat bişirmek: 22 minut bişirmek: 25 minut taýýarlyk: 4 nahar

TAGINE DIÝILÝÄRDEMIRGAZYK AFRIKANYŇ IÝMITLERINIŇ BIR GÖRNÜŞI (STEWIŇ BIR GÖRNÜŞI) WE BIŞIRILEN KONUSLY GAP. EGER ÝOK BOLSA, ÖRTÜLEN OJAKDAN GORAÝAN PAN GATY GOWY IŞLEÝÄR. ÇERMOULA, KÖPLENÇ BALYK ÜÇIN MARINAD HÖKMÜNDE ULANYLÝAN DEMIRGAZYK AFRIKANYŇ GALYŇ ÖSÜMLIK PASTASYDYR. BU REŇKLI BALYK TAGAMYNA SÜÝJI KARTOŞKA ÝA-DA KARAM BILEN HYZMAT EDIŇ.

4 6 unsiýa täze ýa-da doňdurylan zolakly bas ýa-da halibut filetleri, derisi

1 topar silantro, dogralan

1 nahar çemçe inçe grated limon zesti (bir gyra goýuň)

¼ käse täze limon suwy

4 nahar çemçesi zeýtun ýagy

5 sany sarymsak gaby, dogralan

4 çaý çemçesi ýer kimyon

2 çaý çemçesi süýji paprika

1 nahar çemçesi

¼ çemçe

1 sany uly sogan, gabykly, ýarym we inçe dilimlenen

1 15 unsiýa duzlanmadyk, ýalyn gowrulan, dogralan pomidor, guradylyp bilner

½ käse towuk süňk çorbasy (ser<u>resept</u>) ýa-da duzsyz towuk çorbasy

1 uly sary süýji burç, tohumly we ýarym dýuým zolaklara kesilen

Tohum we ½ dýuým zolaklara kesilen 1 sany uly mämişi jaň burç

1. Balyk doňan bolsa, eremeli. Balygy ýuwuň; kagyz polotensasy bilen süpüriň. Balyk filetlerini ýalpak, metal däl çörek bişirilýän gapda goýuň. Balygy bir gyra goýuň.

2. Çermula üçin silantrony, limon suwuny, 2 nahar çemçesi zeýtun ýagyny, 4 sany ownuk sarymsak gabygyny,

kimyon, paprika, koriander we anizany blenderde ýa-da ownuk iýmit prosessorynda birleşdiriň. Tamamlaň we tekiz bolýança işläň.

3. Çermulanyň ýarysyny balygyň üstüne döküň we balygy iki tarapa örtmek üçin öwüriň. 1-2 sagat ýapyň we sowadyň. Galan çermula bilen örtüň; zerur bolýança otag temperaturasynda durmaly.

4. Peçini 325 ° F çenli gyzdyryň. Galan 2 nahar çemçesi ýagy orta ýokary otda uly skletde gyzdyryň. Sogan goşuň; 4-5 minut bişirmeli ýa-da ýumşaýança garmaly. 1 dogralan sarymsagy garmaly; bişirmeli we 1 minut garmaly. Reservedtiýaçlandyrylan çermula, pomidor, towuk çorbasy, süýji burç zolaklary we limon görnüşini goşuň. Gaýnadyň; gyzgyny peseldýär. 15 minut gaýnadyň. Zerur bolsa, garyndyny tagine geçiriň; gazandan balyk we çermulanyň galan bölegini goşuň. Gapak; 25 minut bişirmeli. Derrew hyzmat et.

SOFFRITO KOLLARD ENSAŞYLLAR BILEN SARYMSAK KARIDES SOUSUNDAKY HALIBUT

TAÝÝARLYK:30 minut bişirmek: 19 minut: 4 nahar

HALIBUTYŇ ÇEŞMELERI WE GÖRNÜŞLERI KÖP,WE DÜRLI HILI BOLUP BILER - WE DÜRLI ŞERTLERDE TUTULYP BILNER. BALYGYŇ DURNUKLYLYGY, ÝAŞAÝAN GURŞAWY WE EKERANÇYLYK / BALYKÇYLYK ŞERTLERI HAÝSY BALYGYŇ SARP EDILMEGINE LAÝYKDYGYNY KESGITLEÝÄN FAKTORLARDYR. MONTEREÝ AÝLAG AKWARIUMYNYŇ WEB SAHYPASYNA GIRIŇ (WWW.SEAFOODWATCH.ORG) HAÝSY BALYGY IÝMELI WE HAÝSYSYNDAN GAÇA DURMALYDYGY BARADA IŇ SOŇKY MAGLUMAT ÜÇIN.

- 4 dýuým galyňlykda 6 unsiýaly täze ýa-da doňdurylan halibut filetleri
- Gara burç
- 6 nahar çemçesi goşmaça zeýtun ýagy
- ½ käse inçejik dogralan sogan
- ¼ käse dogralan gyzyl burç
- 2 sany sarymsak gaby, dogralan
- As çaý çemçesi kakadylan paprika
- ½ çaý çemçesi dogralan täze oregano
- ¼ dýuým galyňlykdaky zolaklara kesilen 4 stakan ýakaly gökler (takmynan 12 unsiýa)
- ⅓ käse suw
- 8 unsi orta karides, gabykly, dezinlenen we takmynan kesilen
- Ince dilimlenen 4 sany sarymsak gaby
- ¼-½ çemçe ezilen gyzyl burç
- ⅓ käse gury şerif
- 2 nahar çemçesi limon suwy
- ¼ käse dogralan täze petruşka

1. Balyk doňan bolsa, eremeli. Balygy ýuwuň; kagyz polotensasy bilen süpüriň. Balygy burç bilen sepiň. 2 nahar çemçesi zeýtun ýagyny orta otda uly skletde gyzdyryň. Fillet goşuň; 10 minut bişirmeli ýa-da çeňňek bilen synag edilende altyn goňur we ýalpak bolýança bişiriň. Balygy bir tabaga geçiriň we ýyly bolmagy üçin folga bilen ýapyň.

2. Bu aralykda, başga bir uly skeletde, 1 nahar çemçesi zeýtun ýagyny orta otda gyzdyryň. Sogan, süýji burç, 2 sany sarymsak, paprika we oregano goşuň; 3-5 minut bişirmeli ýa-da ýumşaýança garmaly. Otlary we suwy garmaly. 3-4 minut ýapyň we suwuk bugarýança we gök önümler ýumşak bolýança, wagtal-wagtal garyşdyryň. Gaplaň we hyzmat edýänçä ýyly saklaň.

3. Galan 3 nahar çemçesi zeýtun ýagyny balygy bişirmek üçin ulanylýan gazanyň içindäki gysga sousyna goşuň. Käşir, 4 sany sarymsak we dogralan jaň burçuny goşuň. 2-3 minut bişirmeli ýa-da sarymsak altyn öwrülip başlaýança garmaly. Käşir goşuň; Çorbalar berk we gülgüne bolýança 2-3 minut bişirmeli. Şerini we limon suwuny garmaly. 1-2 minut bişirmeli ýa-da diňe ýumşaýança bişirmeli. Petruşkany garmaly.

4. Käşir sousyny halibut filetleriniň arasynda bölüň. Gök önümler bilen hyzmat et.

DENIZ ÖNÜMLERI BOUILLABAISSE

BASYNDAN AHYRYNA ÇENLI: 1¾ SAGAT: 4 NAHAR

ITALÝAN CIOPPINO ÝALY, BU FRANSUZ DENIZ ÖNÜMLERIBALYK WE GABYK BALYGY SARYMSAK, SOGAN, POMIDOR WE ÇAKYR BILEN GAZANDA GÜNÜN TUTULMAGYNYN MYSALY BOLUP GÖRÜNÝÄR. ŞEÝLE-DE BOLSA, BOUILLABAISSE-IN TAPAWUTLY TAGAMY SAFRAN, SÜWELEN WE MÄMISI GABYGYNYN TAGAM BIRLESMESIDIR.

- 1 dýuým böleklere bölünen 1 funt täze ýa-da doňdurylan derisiz halibut filetleri
- 4 nahar çemçesi zeýtun ýagy
- 2 käse dogralan sogan
- 4 sany sarymsak gyrgyç, ezilen
- 1 şüweleň kellesi tohumly we dogralan
- 6 roma pomidor, dogralan
- ¾ käse towuk süňk çorbasy (ser<u>resept</u>) ýa-da duzsyz towuk çorbasy
- ¼ käse gury ak şerap
- 1 käse inçe dogralan sogan
- 1 şüweleň kellesi tohumly we dogralan
- 6 sany sarymsak ýorunja, dogralan
- 1 mämişi
- 3 Rim pomidor, dogralan
- Safronyň 4 hatary
- 1 nahar çemçesi dogralan täze oregano
- 1 kilo gabyk, süpürilen we ýuwulan
- 1 funt gysgyç, sakgal aýryldy, süpürildi we ýuwuldy (ser<u>yşarat</u>)
- Dogralan täze oregano (islege görä)

1. Halibut doňan bolsa eremeli. Balygy ýuwuň; kagyz polotensasy bilen süpüriň. Balygy bir gyra goýuň.

2. 2 nahar çemçesi zeýtun ýagyny 6-8 kwartal Gollandiýa peçinde orta otda gyzdyryň. Gazana 2 käse dogralan

sogan, 1 kellesi dogralan şüweleň we 4 sany sogan sarymsak goşuň. 7-9 minut bişirmeli ýa-da sogan ýumşaýança, wagtal-wagtal garmaly. 6 sany dogralan pomidor we 1 kellesi dogralan şüweleň goşuň; ýene 4 minut bişirmeli. Gazana towuk çorbasy we ak şerap goşuň; 5 minut gaýnatmaly; azajyk sowadyň. Ösümlik garyndysyny blender ýa-da iýmit prosessoryna geçiriň. Smoothumşak bolýança ýapyň we garyşdyryň ýa-da gaýtadan işläň; bir gapdala goý, äsgermezlik et.

3. Galan 1 nahar çemçesi zeýtun ýagyny şol bir Gollandiýa peçinde orta otda gyzdyryň. 1 käse dogralan sogan, 1 inçe dogralan şüweleň we 6 sany ownuk sarymsak gaby goşuň. Orta otda 5-7 minut bişirmeli ýa-da ýygy-ýygydan garmaly.

4. Mämişi gök zolak bilen giň zolaklarda gabyň; bir gapdala goý, äsgermezlik et. Arassalanan ösümlik garyndysyny, 3 dogralan pomidor, safran, oregano we mämişi gabygyny Gollandiýa peçine goşuň. Gaýnadyň; gaýnatmak üçin ýylylygy azaltmak. Gysgyç, midýa we balyk goşuň; sous bilen balyklary ýuwaşlyk bilen zyňyň. Gaýnap durmak üçin ýylylygy sazlaň. Basyş we midýa açylýança we wilka bilen synag edilende balyk çişýänçä 3-5 minut ýapyň we gaýnadyň. Hyzmat etmek üçin tekiz tabaklara çemçe. Isleseňiz has köp oregano sepiň.

KLASSIKI KARIDES CEVICHE

TAÝÝARLYK:20 minut bişirmek: 2 minut sowatmak: 1 sagat durmak: 30 minut taýýarlyk: 3-4 nahar

LATYN AMERIKASYNYŇ BU TAGAMY AJAÝYPTAGAMY WE GURLUŞY. GYSGA HYÝAR WE SELDERÝA, KREMLI AWAKADO, GYZGYN WE ÝAKYMLY JALAPEÑOS WE ÝAKYMLY SÜÝJI KARIDES HEK ŞIRESI WE ZEÝTUN ÝAGY BILEN GARYLÝAR. ADATY KEWIÇDE, HEK ŞIRESINDÄKI KISLOTA KARIDESINI "BIŞIRÝÄR" - ÝÖNE GAÝNAG SUWA ÇALT ÇÜMMEK KARIDESIŇ TAGAMYNA ÝA-DA GURLUŞYNA ZYÝAN BERMEZ.

- 1 funt täze ýa-da doňdurylan orta karides, gabykly we dezinirlenen, guýruklary aýryldy
- ½ hyýar, gabykly, reňkli we dogralan
- 1 käse dogralan selderýa
- ½ ownuk gyzyl sogan
- 1-2 jalapeños, tohumly we dogralan (seryşarat)
- ½ käse täze hek şiresi
- 2 roma pomidor, kesilen
- 1 awakado, ýarym, dykylan, gabykly we kesilen
- ¼ käse dogralan täze silantro
- 3 nahar çemçesi zeýtun ýagy
- As çaý çemçesi gara burç

1. Käşir doňan bolsa, eremeli. Krepkanyň gabygyny çalyň; guýrugyny aýyrryň. Krepkany ýuwuň; kagyz polotensasy bilen süpüriň.

2. Uly panany ýarym suw bilen dolduryň. Geliň, gaýnadyň. Gaýnap duran suwda karides goşuň. 1-2 minutlap ýa-da karides aç-açan bolýança bişirmeli; kanal. Krepkany

sowuk suwuň aşagynda işlediň we gaýtadan suwlaň. Kub karides.

3. Reaktiw däl uly tabakda gysga, hyýar, selderýa, sogan, jalapeño we hek suwuny birleşdiriň. Bir ýa-da iki gezek garmaly, 1 sagat ýapyň we sowadyň.

4. Pomidor, avokado, koriander, zeýtun ýagy we gara burç bilen garmaly. Gaplaň we otag temperaturasynda 30 minut duruň. Hyzmat etmezden ozal ýuwaşlyk bilen garmaly.

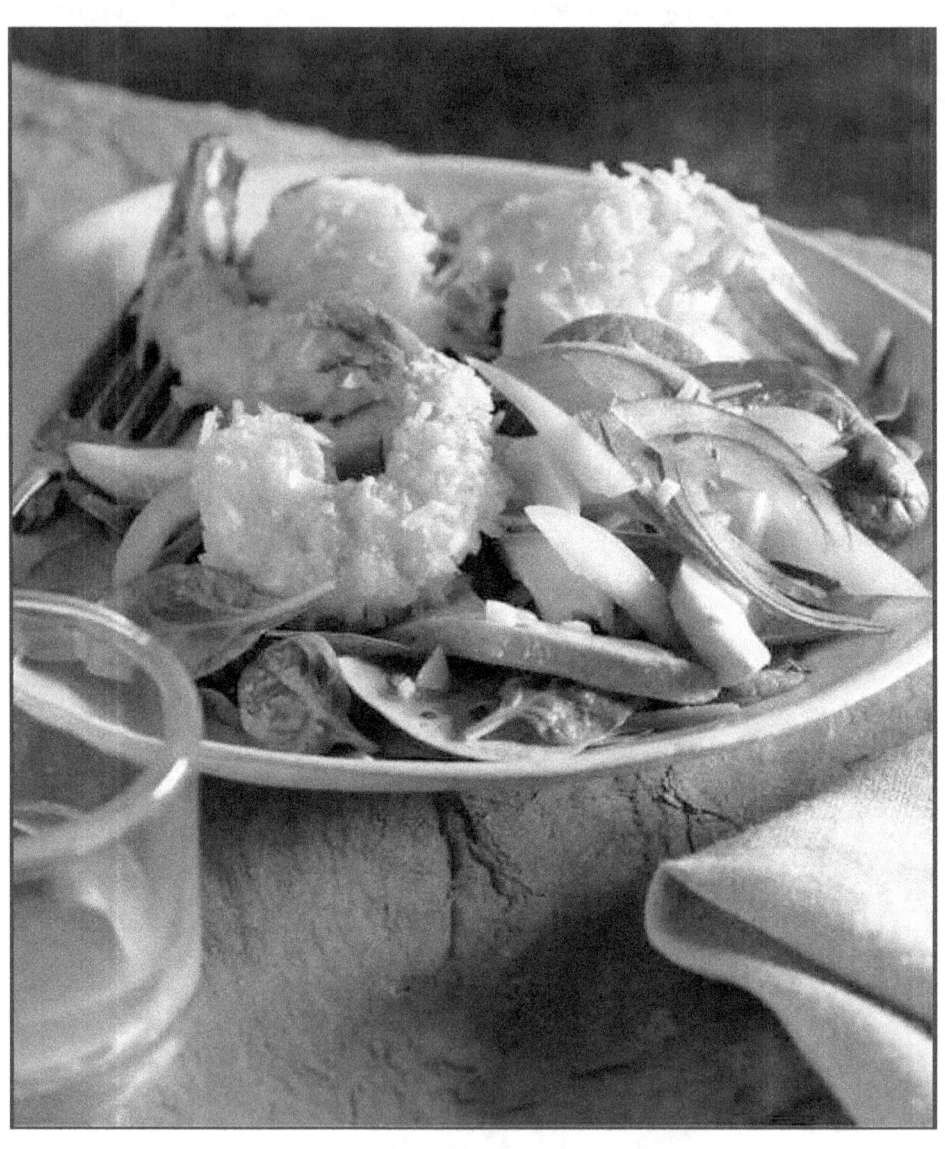

KOKOS KARIDES WE YSMANAK SALADY

TAÝÝARLYK:25 minut bişirmek: 8 minut taýýarlyk: 4 nahar<u>SURAT</u>

SATMAK ÜÇIN SEPILEN ZEÝTUN ÝAGYNYŇ GAPLARYDÜZÜMINDE DÄNE ALKOGOLY, LESITIN WE PERIŞANLAR BOLUP BILER - ARASSA, HAKYKY IÝMIT IÝMÄGE WE DÄNE, SAGLYKSYZ ÝAGLARDAN, BAKLAGLARDAN WE SÜÝTDEN GAÇA DURJAK BOLSAŇYZ, GATY GOWY GARYNDY DÄL. PURAG ARASSALAÝJY, ÝAGY GOWY DUMAN ÖWÜRMEK ÜÇIN DIŇE HOWA ULANYAR - GOWURMAZDAN OZAL KOKOS GABYGYNY GYSGA ÖRTMEK ÜÇIN AJAÝYP.

Gabykda 1½ funt täze ýa-da doňdurylan goşmaça uly karides

Misto spreý çüýşesi goşmaça bakja zeýtun ýagy bilen dolduryldy

2 ýumurtga

¾ käse süýjülmedik çorbalar ýa-da ownuk kokos

¾ käse badam uny

½ käse awakado ýagy ýa-da zeýtun ýagy

3 nahar çemçesi täze limon suwy

2 nahar çemçesi täze hek şiresi

2 sany ownuk sarymsak gyrgyç, dogralan

⅛-¼ çaý çemçesi ezilen gyzyl burç

8 stakan täze çaga ysmanagy

1 sany orta awakado ýarym, dykylan, gabykly we inçe dilimlenen

Inçe zolaklara bölünen 1 sany mämişi ýa-da sary jaň burç

½ käse dogralan gyzyl sogan

1. Käşir doňan bolsa, eremeli. Guýruklaryny saklap, karidesiň gabygyny çalyň. Krepkany ýuwuň; kagyz polotensasy bilen süpüriň. Peçini 450 ° F çenli gyzdyryň. Alýumin folga bilen uly çörek bişirilýän kagyzy çyzyň; folga Misto

çüýşesinden sepilen ýag bilen ýeňil örtüň; bir gapdala goý, äsgermezlik et.

2. eggsumurtgalary çeňňek bilen ýukajyk tabakda uruň. Başga bir ýalpak gapda, kokos bilen badamy birleşdiriň. Krepkany ýumurtga we palta batyryň. Derini basyp, kokos garyndysyna batyryň (guýrugyny açyk goýuň). Käşir taýýarlanan çörek kagyzynyň üstünde bir gatlakda tertipläň. Käşiriň ýokarsyny Misto çüýşesinden ýag bilen örtüň.

3. 8-10 minut bişirmeli ýa-da karides aç-açan bolýança we örtük ýeňil bolýança bişirmeli.

4. Bu aralykda, geýinmek üçin awokado ýagyny, limon suwuny, hek suwuny, sarymsagy we dogralan gyzyl burçuny kiçijik bankada nurbat gapagy bilen birleşdiriň. Closeapyň we gowy silkäň.

5. Salatlar üçin ysmanagy dört tabaga bölüň. Awokado, paprika, gyzyl sogan we karidesiň üstünde goýuň. Geýinmek bilen çalyň we derrew hyzmat ediň.

TROPIKI KARIDES WE GABYKLY ÇEWIÇ

TAÝÝARLYK:20 minut marinasiýa: 30-60 minut: 4-6 nahar

SOWUK WE ÝEŇIL KEWIÇ AJAÝYP TAGAMYSSY TOMUS GIJESI ÜÇIN. GAWUN, MANGO, SERRANO ÇILI, ŞÜWELEŇ WE MANGO-HEK SALAT GEÝMEK BILEN (SER<u>RESEPT</u>), BU ASYL BILEN DEŇEŞDIRILENDE SÜÝJI WE ÝYLY.

1 funt täze ýa-da doňdurylan gysgyçlar

1 funt täze ýa-da doňdurylan uly gysga

2 käse dogralan bal gawuny

2 sany orta mango, dykylan, gabykly we dogralan (takmynan 2 käse)

Şüweleňiň 1 kellesi, kesilen, dörtburç, reňkli we inçe dilimlenen

1 orta gyzyl süýji burç, dogralan (takmynan ¾ käse)

1-2 serrano çili, tohumly we islenilişi ýaly inçe dilimlenen (ser<u>ýşarat</u>)

½ käse ýeňil gaplanan täze silantro, dogralan

Mango-hek salat geýmek üçin 1 resept (ser<u>resept</u>)

1. Doňan bolsa, gabyklary we karidesleri eremeli. Garynjalary keseligine ýarym kesiň. Çorbalary gabyň, böleklere bölüň we keseligine ýarym kesiň. Gysgyçlary we gysgalary ýuwuň; kagyz polotensasy bilen süpüriň. Uly panany dörtden üç bölegini suwdan dolduryň. Geliň, gaýnadyň. Krep we gysgyç goşuň; 3-4 minut bişirmeli ýa-da karides we gabyklar aç-açan bolýança; çalt sowatmak üçin sowuk suw bilen ýuwuň we ýuwuň. Gowy süzüň we bir gapdalda goýuň.

2. Goşmaça uly tabakda kantalup, mango, şüweleň, süýji burç, serrano çili we silantrony birleşdiriň. Mango-hek salat geýimini goşuň; palta ýuwaşlyk bilen zyňyň. Bişirilen

karides we gabyklary ýuwaşlyk bilen garmaly. Hyzmat etmezden ozal 30-60 minut sowadyjyda marinat ediň.

AWAMADA ÝAGY BILEN ÝAMAÝKALY GOWRULAN KARIDES

BAŞYNDAN AHYRYNA ÇENLI:20 minutlyk taýýarlyk wagty: 4 nahar

STOLA BARMAK ÜÇIN JEMI 20 MINUT,BU TAGAM SIZE, HATDA IŇ AGYR GIJELERDE-DE ÖÝDE SAGDYN IÝMITLENMEK ÜÇIN ÝENE BIR TÄSIRLI SEBÄP BERÝÄR.

1 funt täze ýa-da doňdurylan orta karides

1 käse dogralan gabykly mango (1 orta)

⅓ käse inçejik dilimlenen gyzyl sogan, dilimlenen

¼ käse dogralan täze silantro

1 nahar çemçesi täze hek suwy

2-3 nahar çemçesi Jamaamaýka Jerk tagamy (ser resept)

1 nahar çemçesi goşmaça bakja zeýtun ýagy

2 nahar çemçesi awakado ýagy

1. Käşir doňan bolsa, eremeli. Mango, sogan, silantro we hek suwuny orta gaba birleşdiriň.

2. Krepkany gabyň. Krepkany ýuwuň; kagyz polotensasy bilen süpüriň. Krepkany orta gaba goýuň. Jamaamaýkaly Jerk möwsümine sepiň; kepiriň ähli taraplaryny örtmek üçin zyňmak.

3. Zeýtun ýagyny orta ýokary otda taýak däl gazanda gyzdyryň. Krep goşuň; takmynan 4 minut bişirmeli ýa-da aç-açan bolýança garmaly. Krepkany awakado ýagy bilen çalyň we mangonyň garyndysy bilen hyzmat ediň.

ÇYGLY YSMANAK WE RADIKIO BILEN GYSGA SKAMPI

TAÝÝARLYK:15 minut bişirmek: 8 minut: 3 nahar

"SCAMPI" KLASSIKI RESTORAN TAGAMYNY AŇLADÝARSARYMSAK WE LIMON BILEN KÖP GOWRULAN ÝA-DA ÝAGDA GOWRULAN. BU YSLY ZEÝTUN ÝAGYNYŇ GÖRNÜŞI PALEO BILEN TASSYKLANAN WE RADIKIO WE YSMANAK ÇALT IÝMITLENÝÄR.

1 funt täze ýa-da doňdurylan uly gysga

4 nahar çemçesi goşmaça bakja zeýtun ýagy

6 sany sarymsak ýorunja, dogralan

As çaý çemçesi gara burç

¼ käse gury ak şerap

½ käse dogralan täze petruşka

½ kelleli radikio, tohumly we inçe dilimlenen

½ çemçe ezilen gyzyl burç

9 käse çaga ysmanak

Limon dilimleri

1. Käşir doňan bolsa, eremeli. Guýruklaryny saklap, karidesiň gabygyny çalyň. 2 nahar çemçesi zeýtun ýagyny orta ýokary otda uly skletde gyzdyryň. Krep, 4 sany ownuk sarymsak gaby we gara burç goşuň. 3 minut töweregi bişirmeli we garpyz aç-açan bolýança garmaly. Käşir garyndysyny bir tabaga geçiriň.

2. Gazana ak şerap goşuň. Gazanyň aşagyndaky sarymsagy bişiriň, garmaly we gowşadyň. Käşiriň üstüne şerap guýuň; bilelikde zyň. Petruşkany garmaly. Warmylylygy

saklamak üçin folga bilen ýapyň; bir gapdala goý, äsgermezlik et.

3. Galan 2 nahar çemçesi zeýtun ýagyny, galan 2 sarymsak gabygyny, radikio we ezilen gyzyl burçuny gazana goşuň. Orta otda 3 minut bişirmeli ýa-da radikio ýaňy eräp başlaýança garmaly. Ysmanagy ýuwaşlyk bilen garmaly; ýene 1-2 minut bişirmeli ýa-da ysmanak ýuwulýança garmaly.

4. Hyzmat etmek üçin ysmanak garyndysyny üç tabaga bölüň; kepir garyndysy bilen ýokarsy. Käşir we gök önümleri gysmak üçin limon pürsleri bilen hyzmat ediň.

AWAKADO, GREÝPFRUT WE JIKAMA BILEN GYRGYÇ SALADY

BAŞYNDAN AHYRYNA ÇENLI: 30 minutlyk taýýarlyk: 4 nahar

JUMBO BÖLEJIGI ÝA-DA DYKYZ FIN GYRGYÇ IŇ GOWUSYBU SALAT ÜÇIN. "JUMBO LUMP CRABMEAT" SALATLAR ÜÇIN AMATLY ULY BÖLEKLERDEN DURÝAR. BACKFIN, GYRGYÇ BEDENINDEN DÖWÜLEN GYRGYÇ ET BÖLEKLERINIŇ WE GYRGYÇ BEDENINDEN OWNUK GYRGYÇ ETINIŇ GARYNDYSYDYR. ULY GYRGYÇDAN KIÇI BOLSA-DA, DYKYZ FIN GATY GOWY IŞLEÝÄR. TAZE ELBETDE IŇ GOWUSY, ÝÖNE EREDILEN DOŇDURYLAN GYRGYÇ GOWY SAÝLAW.

6 käse çaga ysmanak

½ orta jıkama, gabykly we dogralan *

2 sany gülgüne ýa-da ýakut gyzyl greýpfrut, gabykly, tohumly we dilimlenen **

2 sany ownuk awokado ýarym kesildi

1 funt bölejik ýa-da dykyz fin gyrgyç

Bazil-greýpfrut geýimi (resept, sagda serediň)

1. Ysmanagy dört tabaga bölüň. Jikama, greýpfrut dilimleri we ýygnanan şiresi, avokado we gyrgyç. Bazil-greýpfrut geýimi bilen damjalaň.

Bazil-greýpfrut geýimi: ⅓ käse goşmaça gyzyl zeýtun ýagyny bankanyň üstündäki gapagy bilen garmaly; ¼ käse täze greýpfrut şiresi; 2 nahar çemçesi täze mämişi suwy; ½ ownuk ownuk, kesilen; 2 nahar çemçesi ince dogralan täze reyhan; ¼ çaý çemçesi ezilen gyzyl burç; we ¼ çaý çemçesi gara burç. Closeapyň we gowy silkäň.

* Maslahat: Jikamany inçe zolaklara çalt kesmek üçin julienne gabygyny ulanyň.

** Maslahat: Greýfruty kesmek üçin miwäniň baldagyndan we aşagyndan bir dilim kesiň. Ony iş stoluna dik goýuň. Derini zolaklara bölmek üçin miwäniň tegelek görnüşine eýerip, miwäni ýokardan aşak böleklere bölüň. Miwäni bir tabagyň üstünde saklaň we tohum goýbermek üçin her bölümiň gapdalyndaky miwäniň ortasyny kesmek üçin pyçak ulanyň. Dilimleri ýygnan şireler bilen bir tabaga goýuň. Tohumy taşlaň.

"CAJUN LOBSTER" GUÝRUGY TARRAGON AÏOLI BILEN GAÝNADYŇ

TAÝÝARLYK:20 minut bişirmek: 30 minut: 4 nahar SURAT

IKI ADAM ÜÇIN ROMANTIK NAHAR ÜÇIN, BU RESEPT AŇSATLYK BILEN ÝARYM KESILIP BILNER. LOBSTER GUÝRUGYNDAN GABYGYNY KESIP, ÝAKYMLY ETE GIRMEK ÜÇIN GATY ÝITI AŞHANA GYRKYMLARYNY ULANYŇ.

Cajun tagamy üçin 2 resept (ser resept)

12 sany sarymsak gaby, gabykly we ýarym kesilen

2 limon ýarym kesildi

2 sany uly käşir, gabykly

2 saply selderýa, gabykly

Ince dilimlenen 2 şüweleň lampasy

Kömelekleriň 1 kilosy

4 7-8 oz Maine lobster guýrugy

4 x 8 dýuým bambuk skeweri

½ käse Paleo Aïoli (sarymsak maýo) (ser resept)

¼ käse Dijon gorçisa (ser resept)

2 nahar çemçesi dogralan täze tarragon ýa-da petruşka

1. 8 käse gazanda 6 käse suw, Cajun tagamy, sarymsak we limony birleşdiriň. Gaýnadyň; 5 minut gaýnatmaly. Suwuklygy gaýnatmak üçin ýylylygy peseldiň.

2. Käşir we selderini dört bölege kesiň. Suwuklyga käşir, selderýa we şüweleň goşuň. Gaplaň we 10 minut bişirmeli. Kömelek goşuň; gaplaň we 5 minut bişirmeli. Gök önümleri bir çemçe bilen bir tabaga goýuň; ýyly saklaň.

3. Her leňňeçiň guýrugynyň ujundan başlap, guýrugyň ujuna çenli et bilen gabygyň arasynda süýşüriň. (Bu nahar bişirilende guýrugyň egilmeginiň öňüni alar.) Heatylylygy azaldyň. Lobster guýruklaryny zordan gaýnap duran suwuklykda gazanda 8-12 minut gaýnadyň ýa-da gabyk açyk gyzyl bolýança we et çeňňek bilen deşilende ýumşak bolýar. Lobsteri bişirýän suwuklykdan çykaryň. Lobster guýrugyny aşhana polotensasy bilen tutuň we skewerleri aýyryň we taşlaň.

4. Paleo Aïoli, Dijon gorçisa we tarragony ownuk tabaga garmaly. Lobster we gök önümler bilen hyzmat ediň.

SAFRON AÏOLI BILEN GOWRULAN MIDIÝALAR

BAŞYNDAN AHYRYNA ÇENLI: 1¼ SAGAT ÝASAÝAR: 4 NAHAR

BU PALEONYŇ NUSGAWY FRANSUZ GÖRNÜŞIAK ŞERAPDA WE OTLARDA BIŞIRILEN AK KARTOŞKADAN WE MIDIÝADAN ÝASALAN INÇE WE ÇIŞIK GOWURMALAR BILEN HYZMAT EDILDI. NAHAR BIŞIRMEZDEN OZAL ÝAPYLMAÝAN GYSGYÇLARY WE NAHAR BIŞIRILENDEN SOŇ AÇYLMAÝAN GYSGYÇLARY TAŞLAŇ.

PARSNIP FRIES
- 1½ funt parsnips, gabykly we 3 x ¼ dýuým julienne zolaklaryna kesilýär
- 3 nahar çemçesi zeýtun ýagy
- 2 sany sarymsak gaby, dogralan
- ¼ çemçe gara burç
- ⅛ çaý çemçesi kaýen burç

SAFFRON AÏOLI
- ⅓ käse Paleo Aïoli (sarymsak maýo) (ser<u>resept</u>)
- ⅛ çaý çemçesi safran, inçe ezilen

GABYK
- 4 nahar çemçesi zeýtun ýagy
- ½ käse inçejik dogralan çorbalar
- 6 sany sarymsak ýorunja, dogralan
- ¼ çemçe gara burç
- 3 käse gury ak şerap
- 3 sany uly petruşka
- 4 kilo midýa, arassalanan we arassalanan *
- ¼ käse dogralan täze italýan (tekiz ýaprakly) petruşka
- 2 nahar çemçesi dogralan täze tarragon (islege görä)

1. Parsnip gowurmasy üçin peçini 450 ° F çenli gyzdyryň. Kesilen parsnipleri sowadyjyda 30 minut ýapmak üçin ýeterlik sowuk suwa batyryň; süzüň we kagyz polotensasy bilen guradyň.

2. Çörek kagyzy bilen uly tarelka çyzyň. Parsnipleri goşmaça uly tabaga goýuň. Ownuk tabakda 3 nahar çemçesi zeýtun ýagyny, 2 sany sogan sarymsak, ¼ çaý çemçesi gara burç we kaýen burçuny garmaly; parsnipsiň üstünden damyp, palta zyňyň. Parsnipleri taýýar gaba deň gatlakda goýuň. 30-35 minut bişirmeli ýa-da ýumşak bolýança we wagtal-wagtal garyşyp başlamaly.

3. Aoli üçin Paleo Aïoli we safrony ownuk gaba birleşdiriň. Hyzmat edýänçä ýapyň we sowadyň.

4. Bu aralykda, 4-8 nahar çemçesi zeýtun ýagyny 6-8 kwartaly gazanda ýa-da Gollandiýaly ojakda orta otda gyzdyryň. Çörek, 6 sany sarymsak gaby we ¼ çaý çemçesi gara burç goşuň; 2 minut töweregi bişirmeli ýa-da ýumşak we süzülýänçä, köplenç garyşdyryň.

5. Gazana şerap we petruşka goşuň; gaýnadyň. Birnäçe gezek garyşdyryp, gysgyçlary goşuň. Gaty ýapyň we 3-5 minut gaýnadyň ýa-da gabyk açylýança iki gezek ýuwaşlyk bilen garmaly. Açylmadyk gabyklary taşlaň.

6. Taýýar çorba gaplaryna gysgyçlary geçirmek üçin uly legen ulanyň. Nahar bişirilýän suwuklykdan petruşka soganlaryny aýyryň we taşlaň; bişirýän suwuklygyň bir bölegini sandwiçlere guýuň. Dogralan petruşkany we isleseňiz tarragony sepiň. Derrew parsnip gowurmasy we safran aïoli bilen hyzmat ediň.

* Maslahat: Satyn alnan gysgyçlary bişiriň. Wildabany tutulan gysgyçlary ulanýan bolsaňyz, bir gaba sowuk suwa 20 minut çümdüriň we çäge ýuwmaga kömek ediň. (Bu daýhan hojalygynda ösdürilip ýetişdirilýän gysgyçlar üçin zerur däl.) Gaty çotga ulanyp, gysgyçlary sowuk akýan suwuň aşagynda bir gezek sürtüň. Nahar bişirmezden 10-15 minut öň gabyň. Sakgal gabykdan çykýan süýümleriň kiçi toparydyr. Sakgaly aýyrmak üçin başam barmagyňyz bilen barmak barmagyňyzyň arasyndan tutuň we bilek kemerine çekiň. (Bu usul gysgy öldürmeýär.) Şeýle hem, balyk ýa-da balyk tutmak üçin ulanyp bilersiňiz. Her gysgyçyň gabyklarynyň berk ýapykdygyna göz ýetiriň. Islendik gabyk açyk bolsa, tablisa ýuwaşlyk bilen basyň. Birnäçe minutyň içinde ýapylmaýan gabyklary taşlaň.

KÄŞIR TAGAMY BILEN GOWRULAN GABYKLAR

BAŞYNDAN AHYRYNA ÇENLI:30 minutlyk taýýarlyk: 4 nahar<u>SURAT</u>

OWADAN ALTYN GABYK ÜÇIN,GARYNJANYŇ ÜSTÜNIŇ HAKYKATDANAM GURANDYGYNA WE TABAGA ÝAKYMLY WE YSSYDYGYNA GÖZ ÝETIRIŇ. GARYNJALAR OLARY BIYNJALYK ETMÄN 2-3 MINUT GÖZLESIN WE OLARY ÖWÜRMEZDEN OZAL ÜNS BILEN BARLAŇ.

1 funt täze ýa-da doňdurylan gysgyçlar, kagyz polotensalary bilen gury

3 sany orta şugundyr, gabykly we dogralan

½ Garry Smit alma, gabykly we dogralan

Tohumly, tohumly we dogralan 2 jalapeños (ser<u>yşarat</u>)

¼ käse dogralan täze silantro

2 nahar çemçesi dogralan gyzyl sogan

4 nahar çemçesi zeýtun ýagy

2 nahar çemçesi täze hek şiresi

ak burç

1. Doňdurylan bolsa gabyklary eremeli.

2. Şugundyrlary begendirmek üçin şugundyrlary, alma, jalapeño, silantro, sogan, 2 nahar çemçesi zeýtun ýagy we hek suwuny orta gaba birleşdiriň. Gowy garmaly. Garynjalary taýýarlanyňyzda bir gapdalda goýuň.

3. Gabyny ýuwuň; kagyz polotensasy bilen süpüriň. Uly skeletde galan 2 nahar çemçesi zeýtun ýagyny orta ýokary otda gyzdyryň. Gysgyç goşuň; 4-6 minut gowurmaly ýa-da daşy altyn goňur we zordan açyk bolýança gowurmaly. Garynjalary ak burç bilen ýeňil sepiň.

4. Hyzmat etmek üçin käşir lezzetini tabaklaryň arasynda deň bölüň; gabyklar bilen ýokarsy. Derrew hyzmat et.

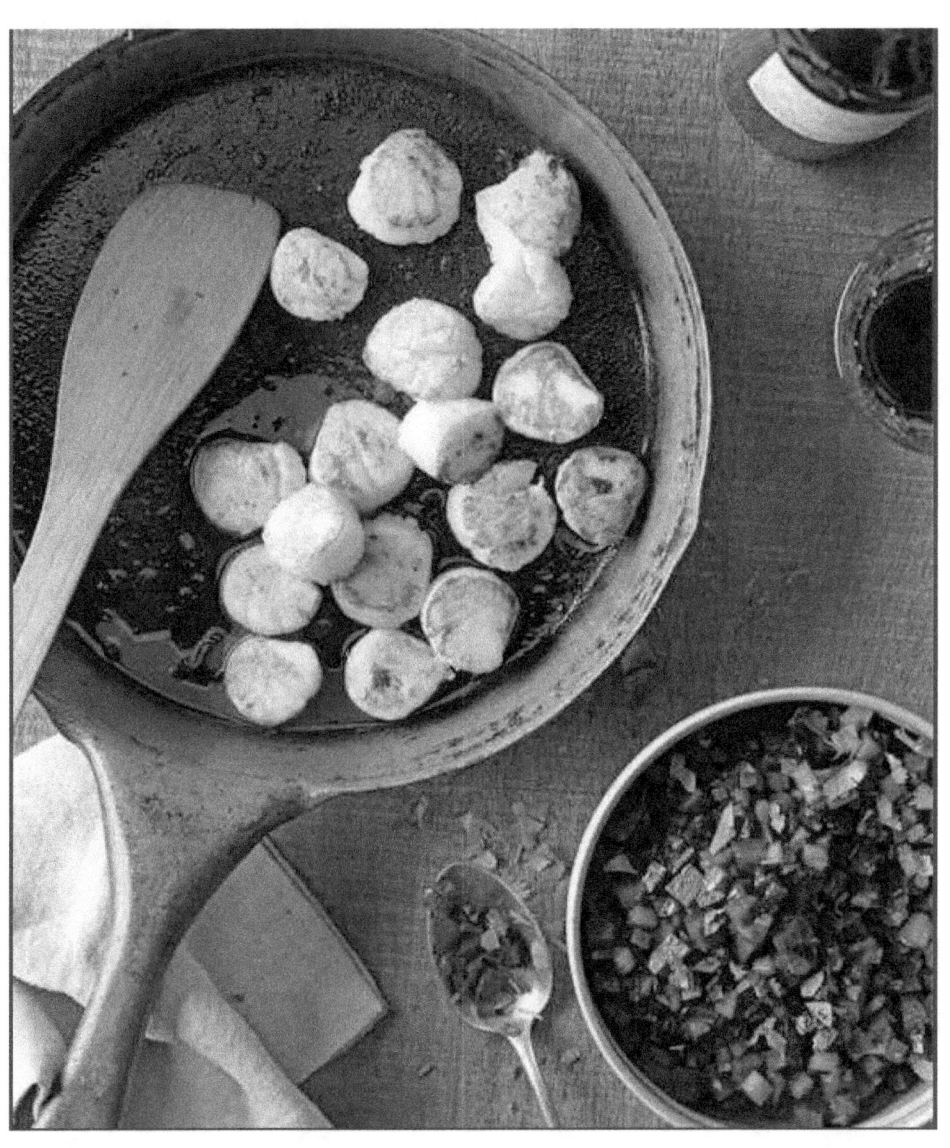

SOGAN WE UKROP SALSA BILEN BIŞIRILEN GABYKLAR

TAÝÝARLYK:35 minut sowatmak: 1-24 sagat gril: 9 minut: 4 nahar

IŇ OŇAT AWAKADO ÝASAMAK ÜÇIN BIR MASLAHAT:AÇYK ÝAŞYL WE GATY BOLANDA SATYN ALYŇ, BIRNÄÇE GÜNLÄP HASAPDA ÝAŞASYN - BARMAKLARYŇYZ BILEN ÝEŇIL BASYLANDA ZORDAN ÝETIŞÝÄNÇÄ. GATY WE BIŞMEDIK BOLSA, BAZARDAN GETIRILENDE EZILMEZ.

12 ýa-da 16 täze ýa-da doňdurylan gysgyçlar (jemi 1¼ 1¾ funt)
¼ käse zeýtun ýagy
4 sany sarymsak ýorunja, dogralan
1 çaý çemçesi täze ýer gara burç
Uzynlygyna kesilen we ýarym sany 2 sany orta kortet
½ orta hyýar, uzynlygyna ýarym we inçe kesilen
1 sany orta awakado, ýarym, dykylan, gabykly we dogralan
1 orta pomidor, reňkli, reňkli we dogralan
2 çaý çemçesi dogralan täze nan
1 çaý çemçesi dogralan täze ukrop

1. Doňdurylan bolsa gabyklary eremeli. Gysgyçlary sowuk suw bilen ýuwuň; kagyz polotensasy bilen süpüriň. Uly tabaga 3 nahar çemçesi ýag, sarymsak we as çaý çemçesi burç garmaly. Gysgyç goşuň; palta ýuwaşlyk bilen zyňyň. Iň azyndan 1 sagat ýa-da 24 sagada çenli ýapyň we sowadyň.

2. Zakiniň ýarysyny galan 1 nahar çemçesi ýag bilen ýuwuň; galan ¼ çaý çemçesi burçuň üstüne deň derejede sep.

3. Garynjalary süzüň, marinady taşlaň. Her bir gabyk üçin 3 ýa-da 4 sany gabyk ulanyp, gabyklaryň arasynda ½ dýuým

boşluk goýup, her gabyk gabygynyň üsti bilen 10-12 dýuým iki sany skeweri saplaň. * agdarmak.)

4. Kömür panjara ýa-da gaz panjarasy üçin kaboblary we nahar böleklerini göni panjara panjara salyň. ** Garynjalar aç-açan bolýança we nahar ýumşak bolýança bişiriň we panjara ýarym ýoldan aýlaň. Garynjalar üçin 6-8 minut, nahar üçin 9-11 minut rugsat beriň.

5. Bu aralykda, salsa üçin hyýar, awakado, pomidor, nan we ukropy orta gaba birleşdiriň. Birleşdirmek üçin ýuwaşlyk bilen garmaly. Dört tabagyň hersine 1 gabyk goýuň. Zakiniň ýarysyny diagonally, kesişip kesiň we gysgyçlar bilen tabaklara goşuň. Sogan sandwiçleriniň üstüne hyýar garyndysyny deň derejede guýuň.

* Maslahat: Eger skewer ulanýan bolsaňyz, ulanmazdan ozal 30 minut ýapmak üçin ýeterlik suwa batyryň.

** Bişirmek: 3-nji ädimde görkezilişi ýaly taýýarlaň. Garynjalary we gök böleklerini gyzdyrylmadyk panjara atyň. Garynjalar aç-açan bolýança we kortet ýumşak bolýança, otdan 4-5 santimetr gaýnadyň. Garynjalar üçin 6-8 minut, nahar üçin 10-12 minut rugsat beriň.

POMIDOR, ZEÝTUN ÝAGY WE ÖSÜMLIK SOUSY BILEN BIŞIRILEN MIDIÝALAR

TAÝÝARLYK:20 minut bişirmek: 4 minut: 4 nahar

SOUS ÝYLY WINAIGRETTE MEŇZEÝÄR.ZEÝTUN ÝAGYNY, DOGRALAN TÄZE POMIDORLARY, LIMON SUWUNY WE OTLARY GARMALY WE GATY ÝUWAŞLYK BILEN GYZDYRYŇ - TAGAMLARY GARYŞDYRMAK ÜÇIN ÝETERLIK - SOŇ BOLSA GYRGYÇ WE GYSGA GÜNEBAKAR TOHUMY SALADY BILEN HYZMAT EDIŇ.

GARYNJALAR WE SOUSLAR
1 ýa-da 1,5 funt uly täze ýa-da doňdurylan gysgyçlar (takmynan 12)

2 sany uly roma pomidor, gabykly, * reňkli we dogralan

½ käse zeýtun ýagy

2 nahar çemçesi täze limon suwy

2 nahar çemçesi dogralan täze reyhan

1-2 çaý çemçesi inçe kesilen çaýlar

1 nahar çemçesi zeýtun ýagy

SALAT
4 käse günebakar tohumy

1 limon dilimlere kesilýär

Artykmaç zeýtun ýagy

1. Doňdurylan bolsa gabyklary eremeli. Gabyny ýuwuň; guradyň. Bir gapdala goýduň, äsgermezlik edýärsiň.

2. Sous üçin pomidor, ½ stakan zeýtun ýagy, limon suwy, reyhan we çiwesi birleşdiriň; bir gapdala goý, äsgermezlik et.

3. 1 nahar çemçesi zeýtun ýagyny orta ýokary otda uly skletde gyzdyryň. Gysgyç goşuň; 4-5 minut bişirmeli ýa-da açyk we aç-açan bolýança bişiriň.

4. Ösümlikleri salat üçin bir tabaga goýuň. Limonyň ýüzüklerini baldaklaryň üstünden gysyp, üstüne biraz zeýtun ýagyny çalyň. Bile zyňyň.

5. Sousy pes otda gyzdyrýança gyzdyryň; gaýnatma. Hyzmat etmek üçin sousyň bir bölegini tabagyň ortasyna çemçe; 3 sany gabyk bilen ýokarsy. Ösümlik salady bilen hyzmat ediň.

* Maslahat: Pomidorlary aňsatlyk bilen gabamak üçin, 30 sekuntdan 1 minuta çenli ýa-da deriler bölünip başlaýança gaýnag suwa atyň. Pomidorlary gaýnag suwdan çykaryň we bişirmek işini togtatmak üçin derrew bir käse buz suwuna batyryň. Pomidor ýeterlik derejede salkyn bolanda, gabygyny çalyň.

KELEM, ŞÜWELEŇ WE MERJEN SOGAN BILEN GOWRULAN

TAÝÝARLYK:15 minut bişirmek: 25 minut: 4 nahar<u>SURAT</u>

AÝRATYNAM ÖZÜNE ÇEKIJI BIR ZAT BARGOWRULAN KARAM BILEN KIMYONYŇ GOWRULAN, TOPRAKLY TAGAMYNYŇ UTGAŞMASY HAKDA. BU TAGAMDA GURADYLAN SMORODINADAN GOŞMAÇA SÜÝJI FAKTORY BAR. ISLESEŇIZ, 2-NJI ÄDIMDE ¼ ÇAÝ ÇEMÇESI EZILEN GYZYL BURÇ, KIMYON WE SMORODINA BILEN AZAJYK ÝYLYLYK GOŞUP BILERSIŇIZ.

3 nahar çemçesi arassalanmadyk kokos ýagy

1 orta kelleli karam gül güllerine kesildi (4-5 käse)

2 sany şüweleň kellesi, takmynan kesilen

1½ stakan doňdurylan merjen sogan, eredilen we guradylan

¼ käse guradylan smorodina

2 çaý çemçesi ýer kimyon

Dogralan täze ukrop (islege görä)

1. Kokos ýagyny orta otda goşmaça uly gazanda gyzdyryň. Kelem, şüweleň we merjen sogan goşuň. Wagtal-wagtal garyşdyryp, 15 minut bişirmeli.

2. heatylylygy ortaça pes derejä çenli azaltmak. Gazana smorodina we kimyon goşuň; takmynan 10 minutlap ýa-da karam we şüweleň ýumşak we altyn goňur bolýança bişirmeli. Isleseňiz ukrop bilen bezeliň.

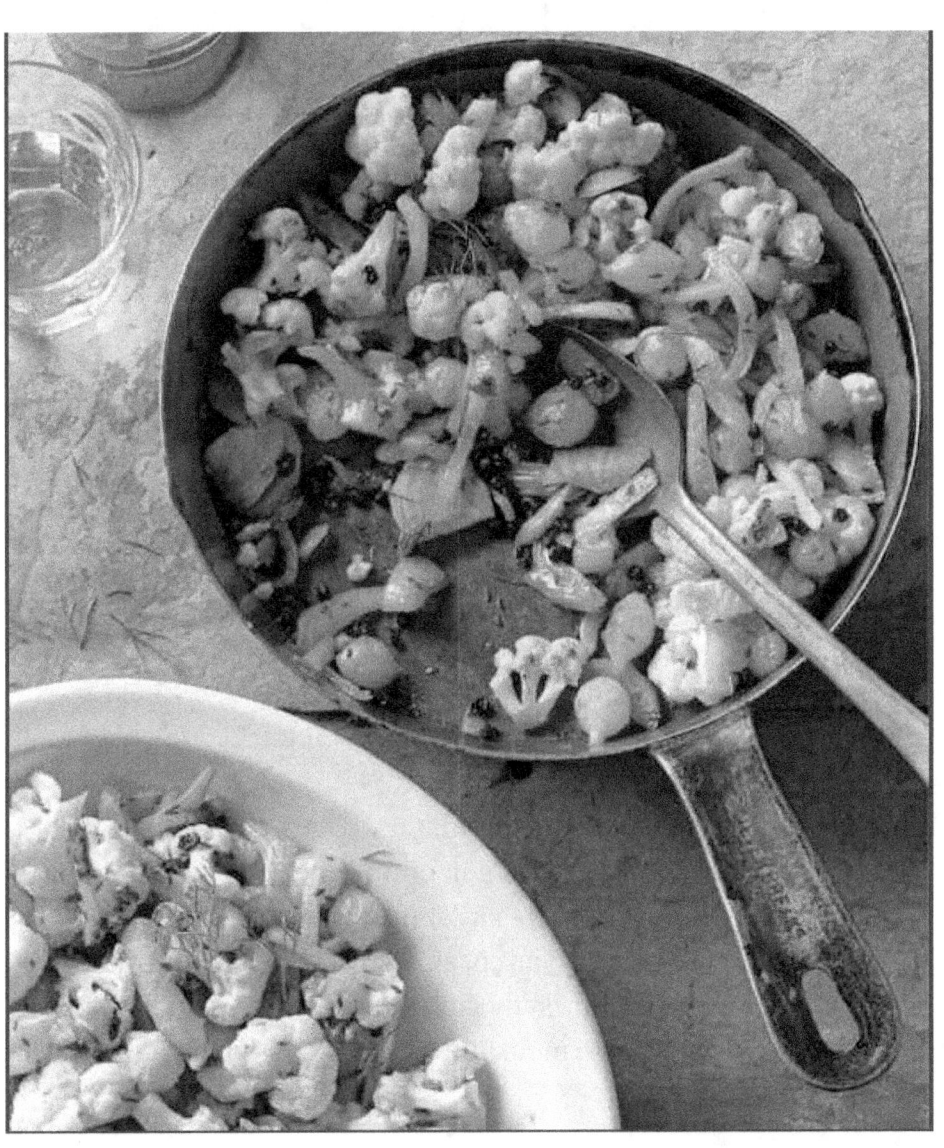

SPAGETTI GÖK ÖNÜMI BILEN GALYŇ POMIDOR-SOUS SOUSY

TAÝÝARLYK:30 minut bişirmek: 50 minut sowatmak: 10 minut bişirmek: 10 minut taýýarlyk: 4 nahar

BU ŞIRELI GAP-GAÇ ÝUWMAK AŇSATESASY KURS ÜÇIN. KARTOŞKA ÝUWUJY BILEN ÝEŇIL ÝUWLANDAN SOŇ, BAKLAJAN-POMIDOR GARYNDYSYNA TAKMYNAN 1 KILO BIŞIRILEN SYGYR ETINI ÝA-DA BISON GOŞUŇ.

1 2-2,5 kilo spagetti gök

2 nahar çemçesi zeýtun ýagy

1 käse dogralan, gabykly baklajan

¾ käse dogralan sogan

1 ownuk gyzyl süýji burç, dogralan (½ käse)

4 sany sarymsak ýorunja, dogralan

4 sany orta bişen gyzyl pomidor, gabykly we takmynan islenýär (takmynan 2 käse)

½ käse ýyrtylan täze reyhan

1. Peçini 375 ° F çenli gyzdyryň. Çörek kagyzy bilen kiçijik tarelka çyzyň. Spagetti gök önümini ýarym kesip kesiň. Seedhli tohumlary we süýümleri ýok etmek üçin uly çemçe ulanyň. Taýýar çörek bişirilen kagyzyň üstünde kesilen gabyň ýarysyny goýuň. 50-60 minutlap ýa-da kädi ýumşaýança bişirmeli. Sim rafynda takmynan 10 minut sowadyň.

2. Bu aralykda, zeýtun ýagyny uly otda orta otda gyzdyryň. Sogan, baklawa we burç goşuň; 5-7 minut bişirmeli ýa-da gök önümler ýumşak bolýança, wagtal-wagtal bulamaly. Sarymsak goşuň; bişiriň we ýene 30 sekunt garmaly. Pomidor goşuň; 3-5 minut bişirmeli ýa-da pomidor

ýumşak bolýança, wagtal-wagtal bulamaly. Garyndyny kartoşka ýuwujy bilen azajyk sürtüň. Baziliň ýarysyny garmaly. Gaplaň we 2 minut bişirmeli.

3. Gawuny saklamak üçin küýzäni ýa-da polotensany ulanyň. Kädi pulpasyny vilka bilen orta gaba atyň. Gawuny dört tabaga bölüň. Sous bilen deň derejede. Galan reyhan bilen sepiň.

DOLDURYLAN PORTOBELLO KÖMELEKLERI

TAÝÝARLYK:35 minut bişirmek: 20 minut bişirmek: 7 minut taýýarlyk: 4 nahar

IŇ TÄZE PORTOBELLOS ÜÇIN,BALDAGY HENIZEM ÜÝTGEMÄN KÖMELEK GÖZLÄŇ. DIŞLER ÇYGLY BOLMALY, ÝÖNE ÇYGLY ÝA-DA GARA DÄL WE GOWY BÖLÜNMELI. KÖMELEK TAÝÝARLAMAK ÜÇIN BIRAZ ÇYGLY KAGYZ POLOTENSASY BILEN GURADYŇ. KÖMELEGI HIÇ WAGT SUWUŇ AŞAGYNDA IŞLETMÄŇ ÝA-DA SUWA BATYRYŇ - GATY SIŇDIRIJI, ÝUMŞAK WE SUWLY BOLAR.

4 sany uly portobello kömelegi (jemi 1 funt)

¼ käse zeýtun ýagy

1 nahar çemçesi tozan ysly zatlar (ser resept)

2 nahar çemçesi zeýtun ýagy

½ käse dogralan çorbalar

1 nahar çemçesi ownuk sarymsak

1 funt Şweýsariýa çorbasy, baldak we dogralan (takmynan 10 käse)

2 nahar Ortaýer deňziniň ýakymly yslary (ser resept)

½ käse dogralan turp

1. Peçini 400 ° F çenli gyzdyryň. Kömeleklerden baldaklary aýyryň we 2-nji ädim üçin ätiýaçda saklaň. dermanlary taşlaň. Kömelek gapaklaryny 3 kwartaly gönüburçly çörek bişirilýän gapda goýuň; kömelekleriň iki tarapyny ¼ käse zeýtun ýagy bilen ýuwuň. Kömelek gapagyny baldak tarapy ýokaryk öwüriň; kakadylan ysly zatlara sepiň. Tarelini alýumin folga bilen ýapyň. 20 minut töweregi ýa-da ýumşak bolýança bişirmeli.

2. Bu aralykda, ätiýaçlandyrylan kömelekleriň baldagyny ownuk böleklere bölüň; bir gapdala goý, äsgermezlik et.

Çard ýasamak üçin ýapraklardan galyň zolaklary aýyryň we taşlaň. Kartoşkanyň ýapraklaryny gaty kesiň.

3. 2 nahar çemçesi zeýtun ýagyny orta otda goşmaça uly skeletde gyzdyryň. Tohum we sarymsak goşuň; 30 sekunt bişirmeli we garmaly. Inçe dogralan kömelek baldaklaryny, dogralan Şweýsariýa çorbasyny we Ortaýer deňziniň tagamyny goşuň. 6-8 minutlap ýa-da kömür ýumşak bolýança, wagtal-wagtal garyşdyryň.

4. Kartoşkanyň garyndysyny kömelek gapaklarynyň arasynda bölüň. Gazanda galan suwuklygy dolduryn kömelekleriň üstüne sürtüň. Dilimlenen turp bilen ýokarsy.

BIŞEN RADICCHIO

TAÝÝARLYK: 20 minut bişirmek: 15 minut: 4 nahar

RADICCHIO KÖPLENÇ IÝILÝÄRGÖK ÖNÜMLERIŇ GARYNDYSYNYŇ ARASYNDA ÝAKYMLY AJY ÜPJÜN ETMEK ÜÇIN SALATYŇ BIR BÖLEGI HÖKMÜNDE - ÝÖNE ÖZI BIŞIRIP ÝA-DA GRIL EDIP BOLÝAR. RADICCHIO-DA BIRNEME MAHSUS AJY BAR, ÝÖNE ONUŇ AŞA GÜÝÇLI BOLMAGYNY ISLEMEÝÄRSIŇIZ. TAZE WE ÝUMŞAK - ÝAPRAKLY ÝAPRAKLY KIÇI KELLELERI GÖZLÄŇ. KESILEN UJY BIRNEME GOŇUR BOLUP BILER, ÝÖNE ESASAN AK BOLMALY. BU RESEPTDE BALZAM SIRKESINIŇ SEPILMEGI, HYZMAT ETMEZDEN OZAL SÜÝJI GOŞÝAR.

Radicchio-nyň 2 uly kellesi

¼ käse zeýtun ýagy

1 nahar çemçesi Ortaýer deňziniň ýakymly yslary (ser<u>resept</u>)

¼ käse balzam sirkesi

1. Peçini 400 ° F çenli gyzdyryň. Radikçiony birnäçe tohum goýup, kwartallara bölüň (8 sany aralyk bolmaly). Radicchio dilimleriniň kesilen tarapyny zeýtun ýagy bilen ýuwuň. Kesilen gaplary çörek bişirilýän kagyzyň üstünde goýuň; Ortaýer deňziniň tagamyna sepiň.

2. Takmynan bişiriň. 15 minut bişirmeli ýa-da radikio süpürilýänçä, nahar bişirmegiň ýarysyna öwrüler. Radikiony bir tabakda tertipläň. Balsamik sirke bilen damja; derrew hyzmat et.

PYRTYKAL WINAIGRETTE BILEN GOWRULAN ŞÜWELEŇ

TAÝÝARLYK:25 minut bişirmek: 25 minut taýýarlyk: 4 nahar

GALAN WINAIGRETTE TOPLAMAK ÜÇIN ÝAZDYRYŇSALAT - ÝA-DA PANJARA DOŇUZ ETI, GUŞ ÝA-DA BALYK BILEN HYZMAT EDILÝÄR. GALAN WINAIGRETTE BERK MÖHÜRLENEN GAPDA SOWADYJYDA 3 GÜNE ÇENLI SAKLAŇ.

6 nahar çemçesi goşmaça zeýtun ýagy, çotga üçin has köp

1 sany uly şüweleň lampasy, kesilen, reňkli we dilimlenen (isleseňiz ýapraklary garnitura goýuň)

Halkalara kesilen 1 gyzyl sogan

½ mämişi, inçe dilimlenen

½ käse mämişi suwy

2 nahar çemçesi ak şerap sirkesi ýa-da şampan sirkesi

2 nahar çemçesi alma suwy

1 nahar çemçesi şüweleň tohumy

1 çaý çemçesi inçe grated apelsin gabygy

½ tsp Dijon gorçisa (ser resept)

Gara burç

1. Peçini 425 ° F çenli gyzdyryň. Uly çörek bişirilýän kagyzy zeýtun ýagy bilen ýeňil ýaglaň. Şüweleň, sogan we mämişi dilimlerini çörek bişirilýän sahypada tertipläň; 2 nahar çemçesi zeýtun ýagyny çalyň. Gök önümleri ýag bilen örtmek üçin ýuwaşja zyňyň.

2. Gök önümleri 25-30 minut gowurmaly, ýa-da gök önümler ýumşak we açyk altyn bolýança, ýarym öwrüň.

3. Bu aralykda, mämişi winaigrette ýasamak üçin, apelsin şiresi, sirke, sidr, şüweleň tohumy, apelsin görnüşi, Dijon

gorçisa we burç birleşdirip, blenderde dadyp görüň. Blenderiň işlemegi bilen, galan 4 nahar çemçesi zeýtun ýagyny inçejik akymda goşuň. Winaigrette galyňlaşýança garyşmagy dowam ediň.

4. Gök önümleri bir tabaga geçiriň. Winaigrette gök önümleriň üstünden azajyk damlaň. Isleseňiz, ätiýaçlyk şüweleň ýapraklary bilen bezeliň.

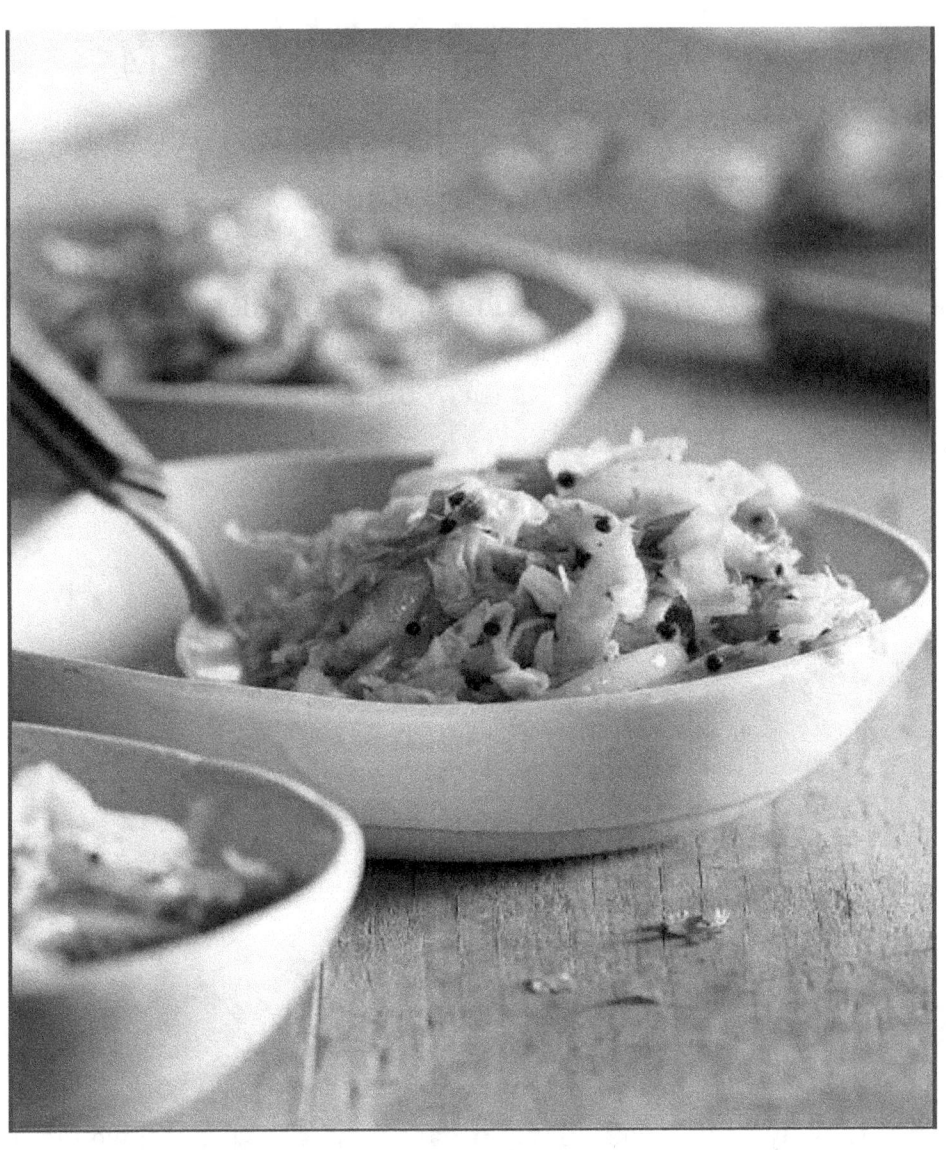

PENJABI STILI SAWOÝ KELEM

TAÝÝARLYK:20 minut bişirmek: 25 minut: 4 naharSURAT

BOLÝAN ZAT HAÝRANÝUMŞAK TAGAMLY, KIÇIGÖWÜNLI KELEM ÜÇIN ZYNJYR, SARYMSAK, ÇILI WE HINDI YSLY ZATLARY BILEN BIŞIRILÝÄR. GAÝNADYLAN GORÇISA, KORIANDER WE KIMYON TOHUMY BU TABAGA TAGAM GOŞÝAR. DUÝDURYŞ: YSSY! GUŞYŇ TUMŞUGY ÇILI OWNUK, ÝÖNE GATY GÜÝÇLI - TAGAMDA JALAPEÑOS HEM BAR. AZ ÝYLYLYK ISLEÝÄN BOLSAŇYZ, JALAPENO ULANYŇ.

1 2 dýuýmlyk täze zynjyr, gabykly we ½ dýuým dilimlere kesmeli

5 sany sarymsak ýorunja

1 sany uly jalapeño sapagy, tohumly we ýarym (seryşarat)

2 çaý çemçesi duzlanmadyk garam masala

1 çaý çemçesi zerdejik

½ käse towuk süňk çorbasy (serresept) ýa-da duzsyz towuk çorbasy

3 nahar çemçesi arassalanan kokos ýagy

1 nahar çemçesi gara gorçisa tohumy

1 nahar çemçesi koriander tohumy

1 nahar çemçesi

1 guşuň tumşugy çile (chile de arbol) (seryşarat)

1 3 dýuým darçyn taýagy

2 stakan inçejik dilimlenen sary sogan (takmynan 2 orta)

12 käse inçe dilimlenen gök önümler (takmynan 1½ funt)

½ käse dogralan täze silantro (islege görä)

1. Zynjyr, sarymsak, jalapeño, garam masala, zerdeçal we ¼ käse towuk süňk çorbasyny iýmit prosessorynda ýa-da blenderde birleşdiriň. Smoothumşak bolýança örtüň we gaýtadan işläň ýa-da garyşdyryň; bir gapdala goý, äsgermezlik et.

2. Kokos ýagyny, gorçisa tohumy, koriander tohumy, kimyon tohumy, çilli we darçyn taýagyny goşmaça uly gazanda birleşdiriň. Tagtany ýygy-ýygydan silkip, 2-3 minutlap ýa-da darçyn taýagy açylýança orta ýokary otda bişirmeli. (Seresap boluň - nahar bişirilende gorçisa tohumy döräp başlar.) Sogan goşuň; 5-6 minut bişirmeli ýa-da sogan sogan az bolýança garmaly. Zynjyr garyndysyny goşuň. 6-8 minut bişirmeli ýa-da garyndy gowy karamelizasiýa edilýänçä, köplenç garyşdyryň.

3. Galan kelem we towuk çorbasyny goşuň; gowy garmaly. Iki gezek garmaly we takmynan 15 minut bişirmeli ýa-da kelem ýumşak bolýança bişirmeli. Tagtany tapyň. 6-7 minut bişirmeli ýa-da kelem çalaja gyzarýança we towuk süňküniň artykmaç bugarýança bişirmeli.

4. Darçyn taýagyny we çilini aýyryň we taşlaň. Isleseňiz, silantro sepiň.

DARÇYN BIŞIRILEN ÇÖREK SOGAN

TAÝÝARLYK:20 minut bişirmek: 30 minut: 4-6 nahar

BIR ÇÜMMÜK KAÝEN BURÇBU SÜÝJI BIŞIRILEN KÄDI ÇORBALARYNA AZAJYK ÝYLYLYK GOŞÝAR. ISLESEŇIZ GEÇMEK AŇSAT. BU ÝÖNEKEÝ TARAPYNY GOWRULAN DOŇUZ ETI ÝA-DA DOŇUZ ETI BILEN HYZMAT EDIŇ.

- 1 çörek gabygy (takmynan 2 funt), gabykly, tohumly we inch dýuým kublara bölünýär
- 2 nahar çemçesi zeýtun ýagy
- ½ çaý çemçesi ýer darçyny
- ¼ çemçe gara burç
- ⅛ çaý çemçesi kaýen burç

1. Peçini 400 ° F çenli gyzdyryň. Uly tabakda, zeýtun ýagy, darçyn, gara burç we kaýen burçuny atyň. Pergament kagyzy bilen uly çörek bişirilýän kagyzy çyzyň. Käbäni çörek bişirilýän kagyzyň üstünde bir gatlakda ýaýlaň.

2. Bir ýa-da iki gezek garmaly we 30-35 minut bişirmeli, ýa-da kädi ýumşak we gyralary gyzarýança bişirmeli.

BIŞIRILEN ÝUMURTGA WE PECAN BILEN BIŞIRILEN ASPARAGUS

BAŞYNDAN AHYRYNA ÇENLI:15 minut: 4 nahar

BU NUSGAWY ELE GEÇIRIŞASPAZIMOSA DIÝILÝÄN FRANSUZ GÖK ÖNÜM TAGAMY, TAÝÝAR TAGAMYŇ ÝAŞYL, AK WE SARY REŇKLERI ŞOL BIR ATYŇ GÜLÜNE MEŇZEÝÄR.

1 kilo täze asparagus, dogralan

5 nahar çemçesi gowrulan sarymsak winaigrette (ser resept)

1 gaty gaýnadylan ýumurtga, gabykly

3 nahar çemçesi dogralan, tostlanan pecan (ser şarat)

Täze ýer gara burç

1. Peçiň gapagyny ýyladyş elementinden 4 dýuým ýerleşdiriň; panjara ýokary gyzdyryň.

2. Asparagus naýzalaryny çörek bişirilýän kagyzyň üstüne ýaýlaň. 2 nahar çemçesi gowrulan sarymsak winaigrette bilen damlaň. Winaigrette örtmek üçin asparagusy zyňmak üçin eliňizi ulanyň. 3-5 minut bişirmeli ýa-da çişikler ýumşak bolýança, her minutda garaguşy öwüriň. Diske geçiriň.

3. theumurtgany iki bölege bölüň; ýumurtgany elekden asparagusa iteklän. (Şeýle hem, ýumurtgany graterdäki uly deşiklerden gysyp bilersiňiz.) Galan 3 nahar çemçesi gowrulan sarymsak winaigrette bilen asparagus we ýumurtga atyň. Üstüni pekana sepiň we burç sepiň.

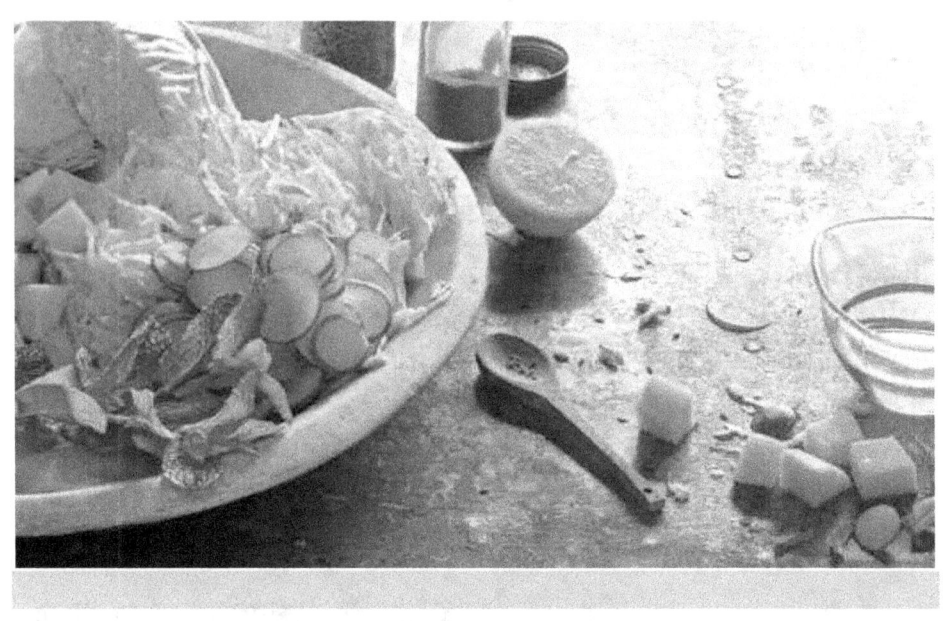

TURP, MANGO WE NAN BILEN ÇIŞIRILEN KELEM SALADY

BAŞYNDAN AHYRYNA ÇENLI: 20 minutlyk taýýarlyk wagty: 6 nahar **SURAT**

3 nahar çemçesi täze limon suwy
¼ çaý çemçesi kaýen burç
¼ nahar çemçesi
¼ käse zeýtun ýagy
4 käse bölek-bölek kelem
1½ käse gaty inçe turp
1 käse dogralan mango
½ käse dogralan çorbalar
⅓ käse dogralan täze nan

1. Geýinmek üçin uly tabaga limon şiresi, kaýen burç we ýer kimini garmaly. Zeýtun ýagyny köpük bolýança inçe akymda garmaly.

2. Bir tabaga geýinmek üçin kelem, turp, mango, sogan we nan goşuň. Birleşdirmek üçin gowy garmaly.

ZER WE LIMON BILEN GOWRULAN KELEM

TAÝÝARLYK: 10 minut bişirmek: 30 minut: 4-6 nahar

3 nahar çemçesi zeýtun ýagy
1 dýuým galyňlykda kesilen 1 sany orta kelem
2 çaý çemçesi Dijon görnüşindäki gorçisa (ser resept)
1 çaý çemçesi inçe grated limon gabygy
¼ çemçe gara burç
1 nahar çemçesi
Limon dilimleri

1. Peçini 400 ° F çenli gyzdyryň. Uly çörek bişirilýän kagyzy 1 nahar çemçesi zeýtun ýagy bilen ýaglaň. Kelem halkalaryny çörek bişirilýän kagyzda tertipläň; bir gapdala goý, äsgermezlik et.

2. Ownuk tabakda galan 2 nahar çemçesi zeýtun ýagyny, Dijon gorçisa we limon görnüşini birleşdiriň. Kelem halkalaryny çörek bişirilýän kagyzyň üstünde ýuwuň we gorçisa bilen limon zestiniň deň paýlanandygyna göz ýetiriň. Burç we kimyon tohumlaryny sepiň.

3. 30-35 minut bişirmeli ýa-da kelem ýumşak we altyn goňur bolýança bişirmeli. Kelemiň üstünden gysmak üçin limon pürsleri bilen hyzmat ediň.

PYRTYKAL-BALZAM GEÝIMI BILEN GOWRULAN KELEM

TAÝÝARLYK: 15 minut bişirmek: 30 minut: 4 nahar

3 nahar çemçesi zeýtun ýagy
1 sany ownuk kelem, reňkli we 8 dilim kesilen
As çaý çemçesi gara burç
⅓ käse balzam sirkesi
2 çaý çemçesi inçe grated apelsin gabygy

1. Peçini 450 ° F çenli gyzdyryň. Uly çörek bişirilýän kagyzy 1 nahar çemçesi zeýtun ýagy bilen ýaglaň. Kelem dilimlerini çörek bişirilýän sahypada tertipläň. Kelemi galan 2 nahar çemçesi zeýtun ýagy bilen ýuwuň we burç sepiň.

2. Kelemini 15 minut bişirmeli. Kelem dilimlerini öwüriň; takmynan Anotherene 15 minut bişirmeli, ýa-da kelem ýumşak we gyralary altyn goňur bolýança bişirmeli.

3. Balzam sirkesi we mämişi gabygyny ownuk gazanda garmaly. Orta otda gaýnadyň; peseltmek. 4 minut töweregi ýa-da ýarym azalýança gaýnadyň. Bişen kelem dilimleriniň üstüne damja; derrew hyzmat et.

KREMLI UKROP SOUSY WE TOSTLANAN HOZ BILEN BUGLANAN KELEM

TAÝÝARLYK: 20 minut bişirmek: 40 minut: 6 nahar

3 nahar çemçesi zeýtun ýagy
1 ownuk, inçe kesilen
1 bölejik kelle, 6 bölege bölünýär
As çaý çemçesi gara burç
1 käse towuk süňk çorbasy (ser<u>resept</u>) ýa-da duzsyz towuk çorbasy
¾ käse kawaý kremi (ser<u>resept</u>)
4 çaý çemçesi inçe grated limon gabygy
4 çaý çemçesi dogralan täze ukrop
1 nahar çemçesi inçejik dogralan çorbalar
¼ käse dogralan hoz, tostlanan (ser<u>şarat</u>)

1. Zeýtun ýagyny orta ýokary otda goşmaça uly gazanda gyzdyryň. Sogan goşuň; 2-3 minut bişirmeli ýa-da ýumşak we açyk goňur bolýança bişirmeli. Kelem dilimlerini gazana goýuň. Nahar bişirip, ýarym gezek bir gezek öwrüp, 10 minutlap ýa-da iki tarapy aç-açan gyzarýança bişiriň. Burç sepiň.

2. Gazana towuk ätiýaçlygyny goşuň. Gaýnadyň; gyzgyny peseldýär. 25-30 minut ýapyň we kelem ýumşaýança gaýnadyň.

3. Şol bir wagtyň özünde, kremli ukrop sousy üçin kiçijik tabakda kawa kremini, limon zestini, ukrop we sogan bilen garmaly.

4. Hyzmat etmek üçin, kelem dilimlerini hyzmat ediş tabaklaryna geçiriň; pan şireleri bilen garmaly. Şüweleň sousy bilen ýaýlaň we tostlanan hoz bilen sepiň.

TOSTLANAN KÜNJI TOHUMY BILEN BUGLANAN ÝAŞYL KELEM

TAÝÝARLYK:20 minut bişirmek: 19 minut: 4 nahar

2 nahar çemçesi künji tohumy
2 nahar çemçesi arassalanan kokos ýagy
Inçe dilimlenen 1 orta gyzyl sogan
1 orta pomidor, dogralan
1 nahar çemçesi dogralan täze zynjyr
3 sany sarymsak ýorunja, dogralan
¼ çaý çemçesi ezilen gyzyl burç
½ 3-3½ kilo kellesi, tohumly we dilimlenen

1. Künji tohumyny gaty uly gury skeletde orta otda 3-4 minut ýa-da altyn goňur bolýança, hemişe diýen ýaly garmaly. Tohumlary ownuk tabaga geçiriň we doly sowadyň. Tohumlary arassa ysly ýa-da kofe üweýjisine geçiriň; gaty üwürmek. Ses künji tohumyny bir gyra goýuň.

2. Şol bir wagtyň özünde, şol bir uly skilletde kokos ýagyny orta ýokary otda gyzdyryň. Sogan goşuň; takmynan 2 minut bişirmeli ýa-da ýumşaýança bişirmeli. Pomidor, zynjyr, sarymsak we dogralan gyzyl burç bilen garmaly. Anotherene 2 minut bişirmeli we garmaly.

3. Gazanda pomidor garyndysyna dilimlenen kelem goşuň. Birleşdirmek üçin dilim bilen zyňyň. 12-14 minut bişirmeli ýa-da kelem ýumşak bolýança we wagtal-wagtal garyşyp başlaýança bişirmeli. Güne künji tohumyny goşuň; gowy garmaly. Derrew hyzmat et.

ALMA-GORÇISA SOUSY BILEN ÇILIM ÇEKEN ÇAGA

IÇMEK:1 sagat garaşmak: 15 minut çilim çekmek: 4 sagat nahar bişirmek: 20 minut taýýarlyk: 4 nahar<u>SURAT</u>

BAÝ TAGAM WE ETLI GURLUŞÇEKILEN GAPYRGALAR SALKYN WE GYSYM BIR ZAT BILEN GOWY GIDÝÄR. ISLENDIK DILIM DIÝEN ÝALY EDER, ÝÖNE ŞÜWELEŇ DILIMI (SER<u>RESEPT</u>WE SURAT<u>DAŞU ÝERDE</u>), ESASANAM GOWY.

ORNYRTYLDY
8-10 bölek alma ýa-da hickory agaç

3-3½ funt çaga doňuz eti

¼ käse kakadylan ysly zatlar (ser<u>resept</u>)

SOUS
1 sany orta alma, gabykly, reňkli we inçe dilimlenen

¼ käse dogralan sogan

¼ käse suw

¼ käse alma sirkesi

2 nahar çemçesi Dijon gorçisa (ser<u>resept</u>)

2-3 nahar çemçesi suw

1. Çilim çekmezden azyndan 1 sagat öň, agaç böleklerini ýapmak üçin ýeterlik suwa batyryň. Ulanylmazdan ozal suw guýuň. Gapyrgalardan görünýän ýaglary kesiň. Zerur bolsa, gapyrganyň arka tarapyndaky inçe membranany aýyryň. Gapyrgalary uly, ýalpak gazanda goýuň. Tüsse möwsümine deň derejede sepiň; barmaklaryňyz bilen sürtüň. Otagyň temperaturasynda 15 minut duruň.

2. Öndürijiniň görkezmesine laýyklykda çilimkeşde gyzdyrylan kömürleri, boş agaç böleklerini we suw gaplaryny tertipläň. Gazana suw guýuň. Gapyrgalaryň

süňk tarapyny panjara suwuň üstünde goýuň. . Çilim çekýän döwürde çilimkeşde takmynan 225 ° F temperaturany saklaň. Temperaturany we çyglylygy saklamak üçin zerur kömür we suw goşuň.

3. Bu aralykda, sop sousy üçin alma dilimlerini, sogan we ¼ käse suwuny ownuk gazanda birleşdiriň. Gaýnadyň; gyzgyny peseldýär. 10-12 minut ýapyň we alma dilimleri gaty ýumşak bolýança, wagtal-wagtal garyşdyryň. Biraz sowadyň; Dişlenmedik almalary we soganlary iýmit prosessoryna ýa-da blenderde goýuň. Smoothumşak bolýança ýapyň we gaýtadan işläň ýa-da garyşdyryň. Püresi tabaga gaýtaryň. Sirke we Dijon gorçisini garmaly. Wagtal-wagtal garyşdyryp, orta pes otda 5 minut bişirmeli. Winaigrette sous ýaly etmek üçin 2-3 nahar çemçesi suw (ýa-da zerur bolsa has köp) goşuň. Sousy üçden birine bölüň.

4. 2 sagatdan soň, mop sousynyň üçden birine gapyrga sahylyk bilen sepiň. Moreene 1 sagat ýapyň we çilim çekiň. Mop sousynyň üçden biri bilen ýene ýaýlaň. Her gapyrgany agyr folga bilen örtüň we gapyrgalary çilimkeşiň ýanyna gaýtaryň, zerur bolsa goýuň. Anotherene 1-1,5 sagat ýa-da gapyrgalar ýumşaýança ýapyň we çilim çekiň. *

5. Gapyrgalary alyň we mop sousunyň galan üçden bir bölegi bilen çotuň. Hyzmat edende süňkleriň arasyny kesiň.

* Maslahat: Gapyrgalaryň bitewiligini barlamak üçin, bir gapyrgadan alýumin folgasyny seresaplyk bilen aýyryň. Tabagyň ýokarky çärýeginde gapyrga plastinkasyny almak üçin dilleri ulanyň. Gapyrgalary et tarapy aşak öwürer ýaly öwüriň. Gapyrgalar näzik bolsa, alanyňyzda

tabak ýykylmalydyr. Tenderumşak bolmasa, alýumin folga bilen gaýtadan örtüň we ýumşak bolýança gapyrgalary çilim çekmegi dowam etdiriň.

BIŞIRILEN BBQ COUNTRYURT STILINDÄKI DOŇUZ GAPYRGALARY TÄZE ANANAS BILEN

TAÝÝARLYK:20 minut bişirmek: 8 minut bişirmek: 1 sagat 15 minut taýýarlyk: 4 nahar

STYLEURTDA DOŇUZ ETINIŇ GAPYRGALARY ETLI,BU ARZAN, EGER OŇA DOGRY ÇEMELEŞSEŇIZ, ONY PES BIŞIRMEK ÝA-DA MANGAL SOUSUNDA HAÝAL BIŞIRMEK ÝALY - EREÝÄR.

2 kilo süňksiz ýurt doňuz gapyrgasy
¼ çemçe gara burç
1 nahar çemçesi arassalanan kokos ýagy
½ käse täze mämişi suwy
1½ käse BBQ sousy (ser<u>resept</u>)
3 käse ýaşyl we / ýa-da gyzyl kelem
1 käse grated käşir
2 käse inçe kesilen ananas
⅓ käse Bright Citrus Vinaigrette (ser<u>resept</u>)
BBQ sousy (ser<u>resept</u>) (islege görä)

1. Peçini 350 ° F çenli gyzdyryň. Doňuz etini burç bilen sepiň. Goşmaça uly skeletde, kokos ýagyny orta ýokary otda gyzdyryň. Doňuz etini goşuň; 8-10 minut bişirmeli ýa-da gyzarýança we deň derejede gyzarýança bişirmeli. Gapyrgalary 3 kwartal inedördül çörek bişirilýän gapda goýuň.

2. Gazanyň içine sousa mämişi suwuny goşuň we islendik reňkli bölekleri gyryň. 1½ stakan BBQ sousyny garmaly. Sousy gapyrgalaryň üstüne guýuň. Gapyrgalary sous bilen örtmek üçin öwüriň (zerur bolsa gapyrgalary sous bilen

örtmek üçin konditer çotgasy ulanyň). Gatnawy alýumin folga bilen berk ýapyň.

3. Gapyrgalary 1 sagat bişirmeli. Alýumin folgasyny aýyryň we gapyrgalary çörek bişirilýän kagyzdan sous bilen ýuwuň. Moreene 15 minut töweregi bişiriň, ýa-da gapyrgalar ýumşak we gyzarýança we sous birneme galyňlaşýança bişiriň.

4. Bu aralykda, ananas salady üçin kelem, käşir, ananas we Bright Citrus Vinaigrette zyňyň. Hyzmat edýänçä ýapyň we sowadyň.

5. Gapyrgalara çeňňek we zerur bolsa goşmaça BBQ sousy bilen hyzmat ediň.

AJY DOŇUZ ETI

TAÝÝARLYK: 20 minut bişirmek: 40 minut: 6 nahar

BU WENGER TAGAMYNA HYZMAT EDÝÄRLERBIR GEZEKLIK NAHAR ÜÇIN GYSGA, ZORDAN SÜPÜRILEN KELEM. ZER TOHUMLARYNY BAR BOLSAŇYZ, EZIŇ. NOTOK BOLSA, AŞPEZIŇ PYÇAGYNYŇ GIŇ TARAPYNA ELI BILEN PYÇAGY ÝUWAŞLYK BILEN BASYP EZIŇ.

GOULASH
Doňuz etinden 1 funt
2 käse dogralan gyzyl, mämişi we / ýa-da sary jaň burç
¾ käse inçe dogralan gyzyl sogan
1 ownuk täze gyzyl çili, tohumly we dogralan (ser yşarat)
4 çaý çemçesi bugly ysly zatlar (ser resept)
1 çaý çemçesi kimyon, ýer
¼ çaý çemçesi marjoram ýa-da oregano
1 14 unsiýa duzlanmadyk, dogralan pomidor, bişmedik
2 nahar çemçesi gyzyl çakyr sirkesi
1 nahar çemçesi inçe grated limon gabygy
⅓ käse dogralan täze petruşka

KELEM
2 nahar çemçesi zeýtun ýagy
1 orta sogan, dilimlenen
Greenaşyl ýa-da gyzyl kelemiň 1 ownuk kellesi, reňkli we inçe dilimlenen

1. Goulaş üçin doňuz etini, süýji burçuny we sogany orta ýokary otda 8-10 minutlap, ýa-da doňuz eti gülgüne bolýança we gök önümler çişip, agaç çemçe bilen garmaly; . eti döwmek. Fatagy döküň. Heatylylygy peseltmek; gyzyl çilim, kakadylan ysly zatlar, kimyon tohumy we marjoram goşuň. Gaplaň we 10 minut bişirmeli. Dökülen pomidor

we sirke goşuň. Gaýnadyň; gyzgyny peseldýär. 20 minut gaýnadyň.

2. Bu aralykda, kelem üçin ýagy orta otda goşmaça uly gazanda gyzdyryň. Sogan goşup, ýumşak bolýança 2 minut töweregi bişirmeli. Kelem goşuň; garyşdyryň. Heatylylygy peseldiň. Takmynan 8 minut bişirmeli ýa-da kelem ýumşak bolýança, wagtal-wagtal bulamaly.

3. Hyzmat edende, kelem garyndysynyň bir bölegini tabaga goýuň. Altyn paltany ýokarsyna ýaýlaň we limon zemini we petruşka sepiň.

MARINARA ITALÝAN KOLBASA ETLERI, DILIMLENEN ARPANA WE SOGAN BILEN

TAÝÝARLYK:30 minut bişirmek: 30 minut bişirmek: 40 minut taýýarlyk: 4-6 nahar

BU RESEPT SEÝREK MYSALEDIL ŞONUŇ ÝALY IŞLEÝÄN KONSERWIRLENEN ÖNÜM - TÄZE WERSIÝASY. ÖRÄN BIŞEN POMIDOR BOLMASAŇYZ, TÄZE POMIDOR KONSERWIRLENEN POMIDOR ÝALY SOUS TAÝÝARLAMAZ. DUZSYZ ÖNÜMI, HATDA HAS GOWY, ORGANIKI ULANÝANDYGYŇYZA GÖZ ÝETIRIŇ.

KÖFTE

2 sany uly ýumurtga

½ käse badam uny

8 sany sarymsak gaby, dogralan

6 nahar çemçesi gury ak şerap

1 nahar çemçesi paprika

2 çaý çemçesi gara burç

1 çaý çemçesi arpabyr tohumy, azajyk ezilen

1 çaý çemçesi guradylan oregano, ezilen

1 çaý çemçesi guradylan kekik, ezilen

¼-½ tsp kaýen burç

Doňuz etinden 1 funt

MARINA

2 nahar çemçesi zeýtun ýagy

2 unsiýa duzlanmadyk ezilen pomidor ýa-da 28 unsiýa duzlanmadyk ezilen pomidor

½ käse dogralan täze reyhan

3 sany orta armatura lampasy, ýarym, reňkli we inçe dilimlenen

1 sany uly süýji sogan, ýarym we inçe dilimlenen

1. Peçini 375 ° F çenli gyzdyryň. Pergament kagyzy bilen uly çörek bişirilýän kagyzy çyzyň; bir gapdala goý, äsgermezlik et. Largeumurtga, badam uny, 6 sany sogan sarymsak, 3 nahar çemçesi çakyr, paprika, 1½ çaý çemçesi gara burç, şüweleň tohumy, oregano, kekir we kaýen burçuny uly gaba garmaly. Doňuz etini goşuň; gowy garmaly. Doňuz etini 1½ dýuým köfte öwüriň (takmynan 24 köfte ýasamaly); taýýar gapda bir gatlakda goýuň. Çörek bişirilende bir gezek öwrüp, takmynan 30 minut bişirmeli.

2. Bu aralykda, marinara sousy üçin 4-6 kwartal Gollandiýa peçinde 1 nahar çemçesi zeýtun ýagyny gyzdyryň. Galan 2 sany sarymsak ownuk sarymsak goşuň; takmynan bişiriň. 1 minut ýa-da ýaňy goňur bolup başlaýança. Galan 3 nahar çemçesi şerap, ezilen pomidor we reýhan çalt goşuň. Gaýnadyň; gyzgyny peseldýär. 5 minut gaýnadyň. Bişirilen köfteleri seresaplyk bilen marinara sousyna oklaň. Gaplaň we 25-30 minut gaýnadyň.

3. Bu aralykda, galan 1 nahar çemçesi zeýtun ýagyny orta otda uly skletde gyzdyryň. Dilimlenen şüweleňi we sogan bilen garmaly. 8-10 minut bişirmeli ýa-da ýygy-ýygydan bulaşdyryp, ýumşak we açyk bolýança bişirmeli. Galan ½ çaý çemçesi gara burç bilen möwsüm. Çorbany we marinara sousyny şüweleň-sogan çorbasynyň üstünde hyzmat ediň.

DOŇUZ ETI BILEN REYHAN WE SOSNA HOZY BILEN DOLDURYLAN GÖK GAÝYKLARY

TAÝÝARLYK:20 minut bişirmek: 22 minut bişirmek: 20 minut taýýarlamak: 4 nahar

ÇAGALAR BU GYZYKLY TAGAMY GOWY GÖRERLERDOŇUZ, POMIDOR WE SÜÝJI BURÇ BILEN DOLDURYLAN IÇI BOŞ NAHAR. ISLESEŇIZ, 3 NAHAR ÇEMÇESI REYHAN PESTO BILEN GARMALY (SER<u>RESEPT</u>) TÄZE REYHAN, PETRUŞKA WE SOSNA HOZY.

2 sany orta otag

1 nahar çemçesi goşmaça bakja zeýtun ýagy

12 oz doňuz eti

¾ käse dogralan sogan

2 sany sarymsak gaby, dogralan

1 käse dogralan pomidor

⅔ käse inçejik dogralan sary ýa-da mämişi süýji burç

1 çaý çemçesi arpabyr tohumy, azajyk ezilen

As çaý çemçesi ezilen gyzyl burç çemçe

¼ käse dogralan täze reyhan

3 nahar çemçesi dogralan täze petruşka

2 nahar çemçesi sosna hozy, tostlanan (ser<u>yşarat</u>) we kesmeli

1 çaý çemçesi inçe grated limon gabygy

1. Peçini 350 ° F çenli gyzdyryň. Zerini ýarym uzynlykda kesiň we ¼ dýuým galyňlykdaky deri galdyryp, merkezi seresaplyk bilen kesiň. Zeriniň pulpasyny gaty kesip, bir gapdalda goýuň. Alýumin folga bilen örtülen çörek bişirilýän kagyzyň böleklerini kesiň.

2. Doldurmak üçin zeýtun ýagyny orta ýokary otda uly skletde gyzdyryň. Doňuz etini goşuň; agaç çemçe bilen

garyşdyryp, eti döwüp, gülgüne bolýança bişiriň. Fatagy döküň. Heatylylygy ortaça peseltmek.

Reservedtiýaçlandyrylan sogan, sogan we sarymsak goşuň; 8 minut töweregi bişirmeli ýa-da sogan ýumşaýança garmaly. Pomidor, süýji burç, şüweleň tohumy we dogralan gyzyl burç bilen garmaly. Takmynan 10 minut bişirmeli ýa-da pomidor ýumşaýança we dargap başlaýança bişirmeli. Gazany otdan çykaryň. Feslew, petruşka, sosna hozy we limon garyndysyny garmaly. Doldurmany gök derileriniň arasynda azajyk ýygnap bölüň. 20-25 minut bişirmeli ýa-da gök derisi çişik we ýumşak bolýança bişirmeli.

DOŇUZ ETI WE ANANAS "MAKARON" JAMLARY, KOKOS SÜÝDÜ WE OTLAR

TAÝÝARLYK:30 minut bişirmek: 15 minut bişirmek: 40 minut taýýarlyk: 4 nahar<u>SURAT</u>

1 sany uly spagetti gök
2 nahar çemçesi arassalanan kokos ýagy
Doňuz etinden 1 kilo
2 nahar çemçesi inçejik dogralan çorbalar
2 nahar çemçesi täze hek şiresi
1 nahar çemçesi dogralan täze zynjyr
6 sany sarymsak ýorunja, dogralan
1 nahar çemçesi dogralan limon
1 nahar çemçesi duzlanmadyk Taý görnüşindäki gyzyl köri tozy
1 käse dogralan gyzyl burç
1 käse dogralan sogan
½ käse konserwirlenen käşir
1 çaga bok choy, dilimlenen (3 käse)
1 käse dilimlenen täze kömelek
1 ýa-da 2 Taý guş çili inçejik dilimlenýär (ser<u>yşarat</u>)
1 13.5 unsiýa tebigy kokos süýdünden (meselem, Tebigatyň ýoly)
½ käse towuk süňk çorbasy (ser<u>resept</u>) ýa-da duzsyz towuk çorbasy
¼ käse täze ananas suwy
3 nahar çemçesi duzlanmadyk, ýagsyz kawaý ýagy
1 käse dogralan täze ananas
Hek gaýyklary
Täze koriander, nan we / ýa-da taý reyhan
Dogralan gowrulan kawaýlar

1. Peçini 400 ° F çenli gyzdyryň. Mikrotolkun spagetti gökbogy 3 minut ýokary. Käbäni seresaplyk bilen ýarym uzynlykda kesiň, tohumlaryny gyryň. Gawunyň kesilen tarapyna 1 nahar çemçesi kokos ýagyny sürtüň. Käbäniň ýarysyny

kesilen tarapyny çörek bişirilýän kagyzyň üstünde goýuň. 40-50 minut bişirmeli ýa-da gök pyçak bilen aňsatlyk bilen deşilýänçä bişirmeli. Etiň gabygyny çeňňegiň gaplary bilen gyryň we hyzmat etmäge taýyn bolýança ýyly saklaň.

2. Bu aralykda, orta tabakda doňuz etini, sogan, hek şiresi, zynjyr, sarymsak, limon we köri poroşoklaryny birleşdiriň; gowy garmaly. Galan 1 nahar çemçesi kokos ýagyny orta ýokary otda uly skletde gyzdyryň. Doňuz etiniň garyndysyny goşuň; agaç çemçe bilen garyşdyryp, eti döwüp, gülgüne bolýança bişiriň. Süýji burç, sogan we käşir goşuň; takmynan 3 minut bişirmeli ýa-da gök önümler çişýänçä garmaly. Bok choý, kömelek, çili, kokos süýdüni, towuk süňk çorbasyny, ananas suwuny we kawaý ýagyny garmaly. Gaýnadyň; gyzgyny peseldýär. Ananas goşuň; gyzdyrylýança gutarmaly.

3. Hyzmat etmek üçin spagetti gök önümini dört tabaga bölüň. Guradylan doňuz etini gabygyň üstüne sürtüň. Hek kirpikleri, otlar we kawaýlar bilen hyzmat ediň.

AJY YSLY HYÝAR SALADY BILEN ÝAKYMLY PANJARA DOŇUZ ETI

TAÝÝARLYK:30 minutlyk gril: 10 minut durmak: 10 minut Taýýarlyk: 4 nahar

GYRYLAN HYÝAR SALADYTÄZE NAN BILEN TAGAMLY, BU ÝAKYMLY DOŇUZ BURGERINE SOWADYJY WE GÜÝÇLENDIRIJI GOŞUNDY.

- ⅓ käse zeýtun ýagy
- ¼ käse dogralan täze nan
- 3 nahar çemçesi ak şerap sirkesi
- 8 sany sarymsak gaby, dogralan
- ¼ çemçe gara burç
- 2 sany orta hyýar, gaty inçe dilimlenen
- 1 ownuk sogan, inçe dilimlenen (takmynan ½ käse)
- Doňuz etinden 1¼1 funt aralygynda
- ¼ käse dogralan täze silantro
- 1-2 sany orta jalapeño ýa-da serrano çili burç, tohumly (zerur bolsa) we dogralan (seryşarat)
- 2 sany orta gyzyl süýji burç, tohumly we kwartal
- 2 çaý çemçesi zeýtun ýagy

1. ⅓ stakan zeýtun ýagyny, nan, sirke, 2 sany sarymsak we gara burç uly gaba garmaly. Dilimlenen hyýar we sogan goşuň. Gowy örtülýänçä zyňyň. Bir ýa-da iki gezek garyşdyryp, hyzmat edýänçä sowadyň.

2. Doňuz etini, koriander, çili burçuny we galan 6 sany sarymsagy uly tabaga garmaly. Dört ¾ dýuým galyňlykdaky patta şekillendiriň. Burç otaglaryny 2 çaý çemçesi zeýtun ýagy bilen ýeňil örtüň.

3. Kömür panjara ýa-da gaz panjarasy üçin gutapjyklary we burç otaglaryny göni orta otda goýuň. Doňuz etiniň gapdalyna girizilen dessine okalýan termometri 160 ° F okaýança we burç kwartallary ýumşak we ýeňil reňkli bolýança, panjara we burç otaglaryny panjara ýarym öwrüň. Soganlar üçin 10-12 minut, burç kwartallary üçin 8-10 minut rugsat beriň.

4. Burç kwartallary taýýar bolanda, olary doly gurşamak üçin alýumin folga bilen örtüň. Takmynan 10 minut ýa-da ýeterlik derejede salkyn bolýança duruň. Sharpiti pyçak bilen burçuň derisini seresaplyk bilen gabyň. Burçuny inçejik edip kesiň.

5. Hyzmat etmek üçin hyýar salatyny we çemçe dört uly tabaga deň derejede zyňyň. Doňuz etini her tabakda goýuň. Gyzyl burç dilimlerini gazanyň üstünde deň derejede saklaň.

GÜN BILEN GURADYLAN POMIDOR PESTO, SÜÝJI BURÇ WE ITALÝAN KOLBASA BILEN GÖK GABY PITSASY

TAÝÝARLYK:30 minut bişirmek: 15 minut bişirmek: 30 minut Taýýarlyk: 4 nahar

BU PYÇAK WE VILKALY PIZZA.KOLBASA WE BURÇLARY PESTO BILEN ÖRTÜLEN HAMYRYŇ ÜSTÜNE ÝEŇIL BASYŇ, ÜSTESINE-DE PITSANY OWADAN KESMEK ÜÇIN ÝETERLIK DEREJEDE ÝAPYŞYŇ.

2 nahar çemçesi zeýtun ýagy

1 nahar çemçesi ince ýer badam

1 uly ýumurtga, ýeňil urulýar

½ käse badam uny

1 nahar çemçesi dogralan täze oregano

¼ çemçe gara burç

3 sany sarymsak ýorunja, dogralan

3½ käse bölek bölek (2 orta)

Italýan kolbasa (ser resept, aşakda)

1 nahar çemçesi goşmaça bakja zeýtun ýagy

Tohumlanan we gaty ince zolaklara kesilen 1 süýji burç (hersi sary, gyzyl ýa-da ýarysy)

1 ownuk sogan, inçejik dilimlenen

Guradylan pomidor pesto (ser resept, aşakda)

1. Peçini 425 ° F çenli gyzdyryň. 12 dýuým pizza panasyny 2 nahar çemçesi zeýtun ýagy bilen ýaglaň. Grounderli badam sepiň; bir gapdala goý, äsgermezlik et.

2. Gabyk üçin uly tabaga ýumurtga, badam uny, oregano, gara burç we sarymsagy birleşdiriň. Dogralan naharlary arassa polotensada ýa-da peýnir bölegine goýuň. Gowy örtüň

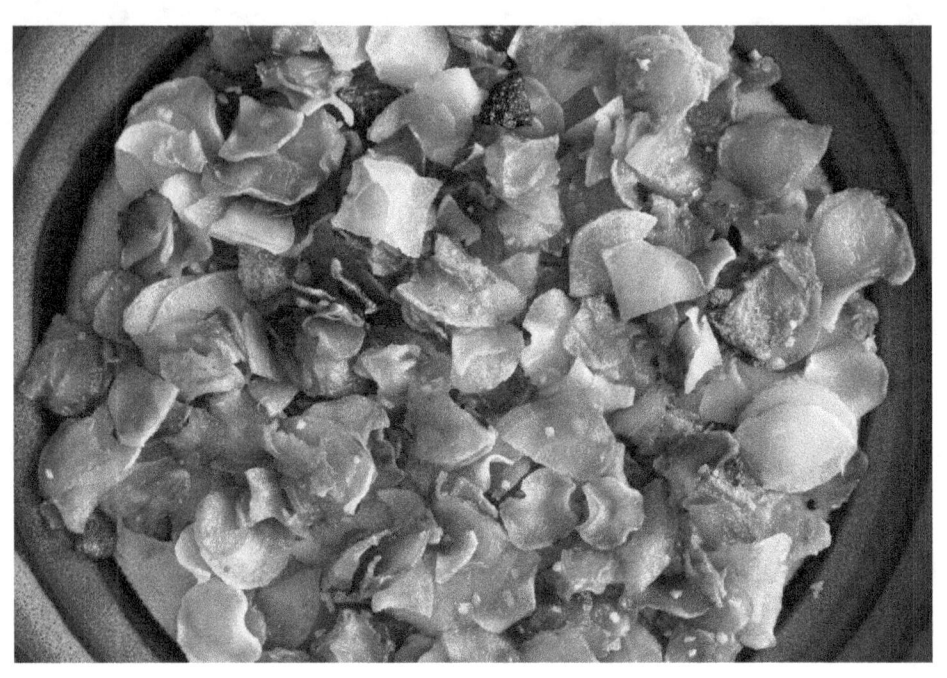

GRIL EDILEN ASPARAGUS BILEN GUZYNYŇ KAKADYLAN LIMON-KORIANDER AÝAGY

IÇMEK:30 minutlyk taýýarlyk: 20 minutlyk gril: 45 minut durmak: 10 minutlyk taýýarlyk: 6-8 nahar

BU ÝÖNEKEÝ, ÝÖNE SYPAÝY TAGAMYŇ ÖZENIDIRÝAZDA ÖNDÜRILÝÄN IKI MADDA - GUZY WE GARAGUŞ. KORIANDER TOHUMYNY TOSTLAMAK ÝYLY, TOPRAKLY, BIRNEME YSLY TAGAM GOŞÝAR.

1 käse hickory agaç çipleri

2 nahar çemçesi koriander tohumy

2 nahar çemçesi inçe grated limon gabygy

1½ çaý çemçesi gara burç

2 nahar çemçesi dogralan täze kekik

1 2-3 kilo guzynyň süňksiz aýagy

2 topar täze asparagus

1 nahar çemçesi zeýtun ýagy

¼ çemçe gara burç

Çärýeklere 1 limon kesildi

1. Çilim çekmezden azyndan 30 minut öň, hickor çiplerini ýapmak üçin ýeterlik suwa batyryň; bir gapdala goý, äsgermezlik et. Şol bir wagtyň özünde, orta otda ownuk skeletde, koriander tohumyny takmynan 2 minutlap ýa-da ýakymly we ýakymly bolýança, ýygy-ýygydan garmaly. Tohumlary gazandan çykaryň; salkyn bolsun. Tohumlar sowadylandan soň, olary çeňňek we sogan bilen eziň (ýa-da tohumlary kesiş tagtasyna goýuň we agaç çemçeň arkasy bilen eziň). Ownuk tabakda ezilen koriander

tohumlaryny, limon zestini, 1½ çaý çemçesi burç we kekini birleşdiriň; bir gapdala goý, äsgermezlik et.

2. Torlary guzynyň gowurmasyndan aýyryň. Biftekiň üstünde ýagly tarapyny açyň. Ysly garyndynyň ýarysyny etiň üstüne sepiň; barmaklaryňyz bilen sürtüň. Biftekleri ýygnap, 100% pagta aşhana goşa dört-alty bölek bilen daňyň. Möhürlemek üçin ýeňil basyp, tagamly garyndynyň galan bölegini biftekiň üstüne sepiň.

3. Kömür grili üçin orta gyzgyn kömürleri damjanyň töweregine goýuň. Gazanyň üstünde orta ot synap görüň. Zeýkeş agaç çiplerini emberleriň üstüne sepiň. Guzy biftekini damjanyň üstündäki panjara ýerleşdiriň. Orta ýerde (145 ° F) 40-50 minut ýapyň we çilim çekiň. . Dilimlemezden 10 minut duruň.

4. Bu aralykda, garaguşyň agaç uçlaryny kesiň. Uly tabakda garaguşy zeýtun ýagy we ¼ çaý çemçesi burç bilen zyňyň. Asparagusy panjaryň daşky gyralaryna, göni kömüriň üstünde we panjara gözeneklerine perpendikulýar goýuň. Gaplaň we çişýänçä 5-6 minut bişirmeli. Asparagusyň üstünden limon halkalaryny gysyň.

5. Guzy biftekinden simi çykaryň we eti inçe dilimlere bölüň. Et gril asparagus bilen berilýär.

GUZY STEWI

TAÝÝARLYK:30 minut bişirmek: 2 sagat 40 minut: 4 nahar

BU TAGAMLY STEW BILEN GYZDYRYŇGÜÝZDE ÝA-DA GYŞ GIJESINDE. BALYK TAGAMY, DIJON GORÇISA, KAWAÝ KREMLERI WE ÇAÝLAR BILEN TAGAMLY MAHMAL SELERIAK-PARSNIP PÜRESI BILEN ÜPJÜN EDILÝÄR. BELLIK: SELDEREY KÖKÜNE KÄWAGT SELDERÝA DIÝILÝÄR.

10 däne gara burç

6 adaty ýaprak

3 sany gyrgyç

2 dýuým mämişi gabygy

Guzynyň 2 aýagy

3 nahar çemçesi zeýtun ýagy

2 sany orta sogan, takmynan dogralan

1 14.5 unsiýa duzlanmadyk dogralan pomidor, taýýarlanmadyk

1½ käse sygyr etiniň süňk çorbasy (ser<u>resept</u>) ýa-da duzlanmadyk sygyr çorbasy

¾ käse gury ak şerap

3 sany sarymsak gyrgyç, ezilen we gabykly

2 funt selderiniň kökü, gabykly we 1 dýuým kublara bölünýär

6 sany orta parsnips, gabykly we 1 dýuým armatura kesilen (takmynan 2 funt)

2 nahar çemçesi zeýtun ýagy

2 nahar çemçesi kawaý krem (ser<u>resept</u>)

1 nahar çemçesi Dijon gorçisa (ser<u>resept</u>)

¼ käse dogralan çaýlar

1. Buket üçin 7 dýuým inedördül peýnir kesiň. Peýnir matasynyň ortasyna burç, adaty, ösümlik we mämişi gabygyny goýuň. Peýniriň burçlaryny ýokaryk galdyryň we arassa 100% pagta aşhana simleri bilen berk daňyň. Bir gapdala goýduň, äsgermezlik edýärsiň.

2. Guzynyň gabyndan ýagy kesiň; guzyny 1 dýuým böleklere bölüň. Gollandiýaly ojakda 3 nahar çemçesi zeýtun ýagyny orta otda gyzdyryň. Guzyny, zerur bolsa, partalarda, gyzgyn ýagda goňur bolýança bişirmeli; panadan çykaryň we ýyly saklaň. Gazana sogan goşuň; 5-8 minut bişirmeli ýa-da ýumşak we açyk goňur bolýança bişirmeli. Buket garni, gün bilen guradylan pomidor, 1¼ stakan sygyr süňküniň çorbasy, çakyr we sarymsak goşuň. Gaýnadyň; gyzgyny peseldýär. Wagtal-wagtal garyşdyryp, 2 sagat gaýnadyň. Buketi aýyryň we taşlaň.

3. Bu aralykda, uly gazanda pürese selderiniň köküni we parsnipsini goşuň; suw bilen ýapyň. Orta ýokary otda gaýnadyň; ýylylygy peseldiň. 30-40 minut pes otda ýa-da gök önümler çeňňek bilen deşilende gaty ýumşak bolýança ýapyň we gaýnadyň. Kanal; gök önümleri iýmit prosessoryna salyň. ¼ käse sygyr süňküniň çorbasy we 2 nahar çemçesi ýag goşuň; Püresi tekiz bolýança impuls, ýöne henizem dokumasy bar, gapdallaryny döwmek üçin bir ýa-da iki gezek saklanýar. Püresi bir tabaga geçiriň. Kawa kremini, gorçisa we çaýlary garmaly.

4. Hyzmat etmek üçin püresi dört tabaga bölüň; Guzynyň gyzgyn gazany.

SELDERINIŇ KÖK MAKARONLARY BILEN GOWRULAN GUZY

TAÝÝARLYK:30 minut bişirmek: 1 sagat 30 minut: 6 nahar

SELDERINIŇ KÖKÜ DÜÝBÜNDEN BAŞGAGYZGYN GUZY STEWINDÄKI ÝALY BU STEWDE EMELE GELDI (SER<u>RESEPT</u>). SÜÝJI WE HOZ KÖKÜNIŇ GATY INÇE ZOLAKLARYNY ÝASAMAK ÜÇIN MANDOLIN DILIMÇISI ULANYLÝAR. ÇORBADAKY "MAKARON" ÝUMŞAK BOLÝANÇA BUGLANÝAR.

- 2 çaý çemçesi limon ysly (ser<u>resept</u>)
- 1 dýuým kublara bölünen 1½ funt gowrulan guzy
- 2 nahar çemçesi zeýtun ýagy
- 2 käse dogralan sogan
- 1 käse dogralan käşir
- 1 käse dogralan kohlrabi
- 1 nahar çemçesi dogralan sarymsak (6 sany ýorunja)
- 2 nahar çemçesi duzlanmadyk pomidor pastasy
- ½ käse gury gyzyl çakyr
- 4 käse sygyr süňküniň çorbasy (ser<u>resept</u>) ýa-da duzlanmadyk sygyr çorbasy
- 1 aýlaw ýapragy
- 2 käse 1 dýuým kub çörek gabygy
- 1 käse dogralan baklajan
- 1 funt selderiniň köki, gabykly
- Inçe dogralan täze petruşka

1. Peçini 250 ° F çenli gyzdyryň. Limonyň tagamyny guzynyň üstüne deň derejede sepiň. Palta ýuwaşlyk bilen zyňyň. 6-8 kwartaly Gollandiýa peçini orta ýokary otda gyzdyryň. Gollandiýa peçine 1 nahar çemçesi zeýtun ýagy we möwsümleýin guzynyň ýarysyny goşuň. Eti her tarapdan gyzgyn ýagda gowurmaly; goňur eti bir tabaga geçiriň we

galan guzy we zeýtun ýagy bilen gaýtalaň. Heatylylygy ortaça peseltmek.

2. Gazana sogan, käşir we şalgam goşuň. Gök önümleri 4 minut bişirmeli we garmaly; sarymsak we pomidor pastasy goşuň we ýene 1 minut bişirmeli. Gyzyl çakyr, sygyr süňküniň çorbasy, aýlag ýapraklary, et we ýygnanan şireleri goşuň. Garyndyny gaýnadyň. Gaplaň peçini örtüp, gyzdyrylan peje ýerleşdiriň. 1 sagat bişirmeli. Gawuny we baklajany garmaly. Ony ojakda goýuň we ýene 30 minut bişirmeli.

3. Nahar peçde bolanda, selderiniň köküni gaty inçe kesmek üçin mandolini ulanyň. Selderiniň kök dilimlerini ½ dýuým giňlikdäki zolaklara kesiň. (Size takmynan 4 käse gerek bolar.) Selderiniň kök zolaklaryny çorbanyň içine garmaly. Takmynan 10 minut gaýnadyň ýa-da ýumşak bolýança. Hyzmat etmezden ozal aýlag ýapragyny aýyryň we taşlaň. Her bölegini dogralan petruşka bilen sepiň.

NAR HURMASY BILEN FRANSUZ GUZUSY

TAÝÝARLYK:10 minut bişirmek: 18 minut sowatmak: 10 minut bişirmek: 4 nahar

"FRANSUZ" SÖZI GAPYRGA DEGIŞLIDIRONDAN ÝAG, ET WE BIRLEŞDIRIJI DOKUMA ÝITI PYÇAK BILEN AÝRYLDY. ÖZÜNE ÇEKIJI ÇYKYŞ EDÝÄR. GASSABYŇYZDAN SORAŇ ÝA-DA ÖZÜŇIZ EDIP BILERSIŇIZ.

ÇUTNI

½ käse süýjedilmedik nar şiresi

1 nahar çemçesi täze limon suwy

1 ownuk, gabykly we inçe dilimlenen

1 çaý çemçesi inçe grated apelsin gabygy

⅓ käse dogralan Medjool hurmasy

¼ çaý çemçesi ezilen gyzyl burç

¼ käse nar *

1 nahar çemçesi zeýtun ýagy

1 nahar çemçesi dogralan täze italýan (tekiz ýaprakly) petruşka

GUZY KESÝÄR

2 nahar çemçesi zeýtun ýagy

8 fransuz guzusy

1. Çörek üçin nar suwuny, limon suwuny we ownuk gazanda birleşdiriň. Gaýnadyň; gyzgyny peseldýär. 2 minut gaýnadyň. Mämişi zest, hurma we dogralan gyzyl burç goşuň. Salkyn bolýança, 10 minut töweregi duruň. Nar, 1 nahar çemçesi zeýtun ýagy we petruşka bilen garmaly. Hyzmat edýänçäňiz otag temperaturasynda bir gapdalda goýuň.

2. Çorbalar üçin 2 nahar çemçesi zeýtun ýagyny uly otda orta otda gyzdyryň. Toparlarda işlemek, gazana çorbalary goşuň we orta seýrek (145 ° F) -da 6-8 minut bişirmeli, bir gezek öwrüň. Çotna bilen ýokarky.

* Bellik: Täze narlar we olaryň tohumlary oktýabr-fewral aýlarynda bolýar. Olary tapyp bilmeseňiz, çeýnä gysyş goşmak üçin süýjedilmedik guradylan tohumlary ulanyň.

BIŞEN RADICCHIO SALADY BILEN GUZYNYŇ ÇIMIÇURRI AÝAGY

TAÝÝARLYK:30 minut marinasiýa: 20 minut bişirmek: 20 minut taýýarlyk: 4 nahar

ÇIMIÇURRI, ARGENTINADA IŇ MEŞHUR YSLY ZATMEŞHUR GAUCHO STILINDÄKI BARBEKÝU BIFTEK BILEN BILELIKDE. DÜRLI ÜÝTGEŞIKLIKLER BAR, ÝÖNE GALYŇ SOUS ADATÇA PETRUŞKA, KORIANDER ÝA-DA OREGANO, OWNUK WE / ÝA-DA SARYMSAK, DÖWÜLEN GYZYL BURÇ, ZEÝTUN ÝAGY WE GYZYL ÇAKYR SIRKESI TÖWEREGINDE GURULÝAR. TAÝÝARLANAN BIFTEK BILEN AJAÝYP, ÝÖNE GOWRULAN ÝA-DA GOWRULAN GUZY ÇORBASY, TOWUK WE DOŇUZ ETI BILEN DEŇ DEREJEDE AJAÝYP.

8 guzy çorbasy, 1 dýuým galyňlygy kesiň

½ käse Çimiçurri sousy (ser<u>resept</u>)

2 nahar çemçesi zeýtun ýagy

1 süýji sogan, ýarym we dilimlenen

1 nahar kimyon tohumy, ýer *

1 sarymsak ýorunja, dogralan

1 kellesi radicchio, tohumly we inçe zolaklara kesilen

1 nahar çemçesi balzam sirkesi

1. Guzynyň çorbalaryny goşmaça uly tabaga goýuň. 2 nahar çemçesi Çimiçurri sousy bilen damlaň. Sousy her dilimiň ýüzüne sürtmek üçin barmaklaryňyzy ulanyň. Dilimleri otag temperaturasynda 20 minut marinat ediň.

2. Bu aralykda, gowrulan radicchio salady üçin, 1 nahar çemçesi zeýtun ýagyny gaty uly skletde gyzdyryň. Sogan, kimyon we sarymsak goşuň; 6-7 minut bişirmeli ýa-da sogan ýumşaýança, ýygy-ýygydan garmaly. Radicchio

goşuň; 1-2 minut bişirmeli ýa-da radikio biraz süpürilýänçä bişirmeli. Salady uly tabaga geçiriň. Balsamik sirke goşup, gowy garmaly. Gaplaň we ýyly saklaň.

3. Gazany süpüriň. Galan 1 nahar çemçesi zeýtun ýagyny gazana goşuň we orta ýokary otda gyzdyryň. Guzynyň çorbalaryny goşuň; ýylylygy ortaça peseltmek. Dilimleri wagtal-wagtal dilim bilen öwrüp, 9-11 minut bişirmeli.

4. Dilimleri salat we galan Çimiçurri sousy bilen hyzmat ediň.

* Bellik: Zer tohumyny ezmek üçin, hek we pesteli ulanyň ýa-da tohumlary kesiş tagtasyna goýuň we aşpeziň pyçagy bilen eziň.

GUZY ÇORBALARY, KÄŞIR WE SÜÝJI KARTOŞKA REMOULADY BILEN SÜRTÜLDI

TAÝÝARLYK:12 minut sowatmak: 1-2 sagat gril: 6 minut: 4 nahar

GUZYNYŇ ÜÇ GÖRNÜŞI BAR.GALYŇ WE ETLI SIRLOIN BIFTEK, KIÇIJIK SÜŇKLI BIFTEGE MEŇZEÝÄR. SÜÝÜMLER, BU ÝERDE ATLANDYRYŞYMYZ ÝALY, BIR GUZY SÜŇKÜNIŇ ARASYNDAN KESILÝÄR. OLAR ÖRÄN NÄZIK WE GAPDALYNDA UZYN, ÖZÜNE ÇEKIJI SÜŇK BAR. OŇA KÖPLENÇ GOWRULAN ÝA-DA PANJARA BERILÝÄR. BÝUDJET ÜÇIN AMATLY EGIN PYÇAGY BEÝLEKI IKI GÖRNÜŞE GARANYŇDA BIRNEME SEMIZ WE HAS ÝUMŞAK. IŇ GOWUSY, ONY GOWURMALY, SOŇAM ŞERAPDA, ÇORBADA WE POMIDORDA ÝA-DA BULARYŇ BIRLEŞMESINDE BIŞIRMELI.

Takmynan dogralan 3 sany orta käşir

2 sany ownuk süýji kartoşka, püresi * ýa-da gaty dogralan

½ käse Paleo Maýo (ser<u>resept</u>)

2 nahar çemçesi täze limon suwy

2 çaý çemçesi Dijon görnüşindäki gorçisa (ser<u>resept</u>)

2 nahar çemçesi dogralan täze petruşka

As çaý çemçesi gara burç

Guzy 1/2, ¾ dýuým galyňlykda kesiň

2 nahar çemçesi dogralan täze ada ýa-da 2 çaý çemçesi guradylan adaty, ezilen

2 çaý çemçesi ezilen çile burç

½ çemçe sarymsak tozy

1. Täzeden düzmek üçin käşir bilen süýji kartoşkany orta gaba birleşdiriň. Ownuk tabakda Paleo Maýo, limon suwy, Dijon görnüşindäki gorçisa, petruşka we gara burç birleşdiriň. Käşiriň we süýji kartoşkanyň üstüne döküň; palto zyň. 1-2 sagat ýapyň we sowadyň.

2. Bu aralykda, ownuk tabakda adaty, anko çili we sarymsak tozy birleşdiriň. Ysly garyndyny guzynyň üstüne sürtüň.

3. Kömür ýa-da gaz grilini ulanýan bolsaňyz, guzy çorbalaryny orta otda göni panjara panjara goýuň. Orta seýrek (145 ° F) üçin 6-8 minut ýa-da orta (150 ° F) üçin 10-12 minut örtüň we panjara ýarym gezek öwrüň.

4. Guzynyň çorbalaryny remoulad bilen hyzmat ediň.

* Bellik: Süýji kartoşkany dilimlemek üçin Julienne goşundyly mandolini ulanyň.

GUZY GYZYL SOGAN, NAN WE OREGANO BILEN KESILÝÄR

TAÝÝARLYK:20 minut marinasiýa: 1-24 sagat bişirmek: 40 minut gril: 12 minut taýýarlyk: 4 nahar

KÖP BEJERILEN ETLER ÝALYÖSÜMLIKLERI NAHAR BIŞIRMEZDEN OZAL GUZYNYŇ ÜSTÜNDE GOÝSAŇYZ, ŞONÇA-DA ÝAKYMLY BOLAR. BU KADADAN ÇYKMA BAR, SITRUS ŞIRESI, SIRKE WE ÇAKYR ÝALY ÝOKARY KISLOTALY MADDALARY ÖZ IÇINE ALÝAN MARINAD ULANSAŇYZ. ETI TURŞ MARINADASYNDA GATY UZAK GOÝSAŇYZ, OL DÖWÜLER WE ÝUMŞAK BOLAR.

GOÝUN
- 2 nahar çemçesi inçe kesilen çorbalar
- 2 nahar çemçesi inçe dogralan täze nan
- 2 nahar çemçesi inçe kesilen täze oregano
- 5 çaý çemçesi Ortaýer deňziniň ýakymly yslary (ser<u>resept</u>)
- 4 çaý çemçesi zeýtun ýagy
- 2 sany sarymsak gaby, dogralan
- Guzy takmynan 1 dýuým kesilen 8 guzy çorbasy

SALAT
- ¾ funt çaga şugundyry, dogralan
- 1 nahar çemçesi zeýtun ýagy
- ¼ käse täze limon suwy
- ¼ käse zeýtun ýagy
- 1 nahar çemçesi inçejik dogralan çorba
- 1 çaý çemçesi Dijon görnüşindäki gorçisa (ser<u>resept</u>)
- 6 käse garylan gök önümler
- 4 çaý çemçesi dogralan çaýlar

1. Guzy üçin 2 nahar çemçesi çorbalar, nan, oregano, 4 çaý çemçesi Ortaýer deňzi tagamy we ownuk çaýda 4 çaý çemçesi zeýtun ýagyny birleşdiriň. Guzynyň çorbasynyň ähli tarapyna sürtüň; barmaklaryňyz bilen sürtüň. Çorbalary tabaga goýuň; plastmassa örtük bilen örtüň we marinat etmek üçin azyndan 1 sagat ýa-da 24 sagada çenli sowadyň.

2. Salat üçin ojagy 400 ° F çenli gyzdyryň. Çigidini gowy sürtüň; dilimlere bölüň. 2 litr çörek bişirilýän tabaga ýerleşdiriň. 1 nahar çemçesi zeýtun ýagy bilen çalyň. Tabagy folga bilen ýapyň. Takmynan 40 minut bişirmeli ýa-da şugundyr ýumşaýança bişirmeli. Doly sowadyň. (Çigidini 2 gün öňünden bişirip bolýar.)

3. Limon şiresi, ¼ käse zeýtun ýagy, 1 nahar çemçesi çorba, Dijon görnüşindäki gorçisa we bankada galan 1 çaý çemçesi Ortaýer deňzi tagamyny birleşdiriň. Closeapyň we gowy silkäň. Salat tabakda şugundyr we gök önümleri birleşdiriň; winaigrette garmaly.

4. Kömür panjara ýa-da gaz panjarasy üçin çorbalary orta otda göni ýaglanan panjara salyň. Griliň ýarysyny bir gezek öwrüp, ýerine ýetirýänçä örtüň we panjara ýapyň. Orta seýrek (145 ° F) üçin 12-14 minut ýa-da orta (160 ° F) üçin 15-17 minut rugsat beriň.

5. Hyzmat etmek üçin dört tabagyň hersine 2 bölek guzy we salatyň bir bölegini goýuň. Çaý bilen sepiň. Galan winaigrette geçiň.

GYZYL BURÇLY BAGDAN DOLDURYLAN GUZY BURGERLERI

TAÝÝARLYK:20 minut durmak: 15 minut panjara: 27 minut ýasaýar: 4 nahar

COULIS ÝÖNEKEÝ, SOUSDAN BAŞGA ZAT DÄLARASSALANAN MIWELERDEN ÝA-DA GÖK ÖNÜMLERDEN ÝASALÝAR. BU GUZY BURGERLERI ÜÇIN AÇYK WE OWADAN GYZYL BURÇ SOUSY, PANJARDAN WE KAKADYLAN PAPRIKA DILIMLERINDEN IKI GEZEK TÜSSE ALÝAR.

GYZYL BURÇ

1 uly gyzyl süýji burç

1 nahar çemçesi gury ak şerap ýa-da ak şerap sirkesi

1 nahar çemçesi zeýtun ýagy

½ çemçe kakadylan paprika

GAMBURG

¼ käse kesilen kükürtsiz gün guradylan pomidor

¼ käse bölek bölek

1 nahar çemçesi dogralan täze reyhan

2 çaý çemçesi zeýtun ýagy

As çaý çemçesi gara burç

1.5 kilo guzy

1 ýumurtga ak, ýeňil urulýar

1 nahar çemçesi Ortaýer deňziniň ýakymly yslary (ser resept)

1. Gyzyl burç çorbasy üçin gyzyl burçlary göni otda griliň panjarasyna goýuň. 15-20 minut ýapyň we panjara ýapyň, ýa-da gyzarýan we gaty ýumşak bolýança, burçuny her 5 minutdan iki tarapa bişirmek üçin öwrüň. Grilden çykaryň we burçlary doly möhürlemek üçin derrew kagyz sumkasyna ýa-da folga salyň. 15 minut duruň ýa-da

ýeterlik derejede salkyn bolýança. Derini ýiti pyçak bilen seresaplyk bilen aýyryň we taşlaň. Burçlary dörtden bir bölege bölüň we baldagyny, tohumyny we derisini aýyryň. Iýmit prosessorynda gowrulan burç, çakyr, zeýtun ýagy we kakadylan paprika birleşdiriň. Smoothumşak bolýança ýapyň we gaýtadan işläň ýa-da garyşdyryň.

2. Bu aralykda, doldurmak üçin gün bilen guradylan pomidorlary ownuk gaba goýuň we üstüne gaýnag suw guýuň. 5 minut goýuň; kanal. Pomidor we dogralan gök kagyzy polotensalar bilen guradyň. Pomidor, nahar, reyhan, zeýtun ýagy we ¼ çaý çemçesi gara burç ownuk gaba birleşdiriň; bir gapdala goý, äsgermezlik et.

3. Guzyny, ýumurtga aklaryny, ¼ çaý çemçesi gara burç we Ortaýer deňziniň tagamyny uly gaba garmaly; gowy garmaly. Et garyndysyny sekiz deň bölege bölüň we hersini ¼ dýuým galyň böleklere bölüň. Dolduryşy dört gaba çemçe; skonlaryň galan bölegini üstünde goýuň we doldurgyjy möhürlemek üçin gyralaryny gysyň.

4. Tortlary orta otda göni panjara salyň. 12-14 minutlap ýa-da ýerine ýetirilýänçä (160 ° F) örtüň we panjara ýarym gezek bir gezek öwrüň.

5. Hyzmat edilende burgeri gyzyl burçly sogan bilen çalyň.

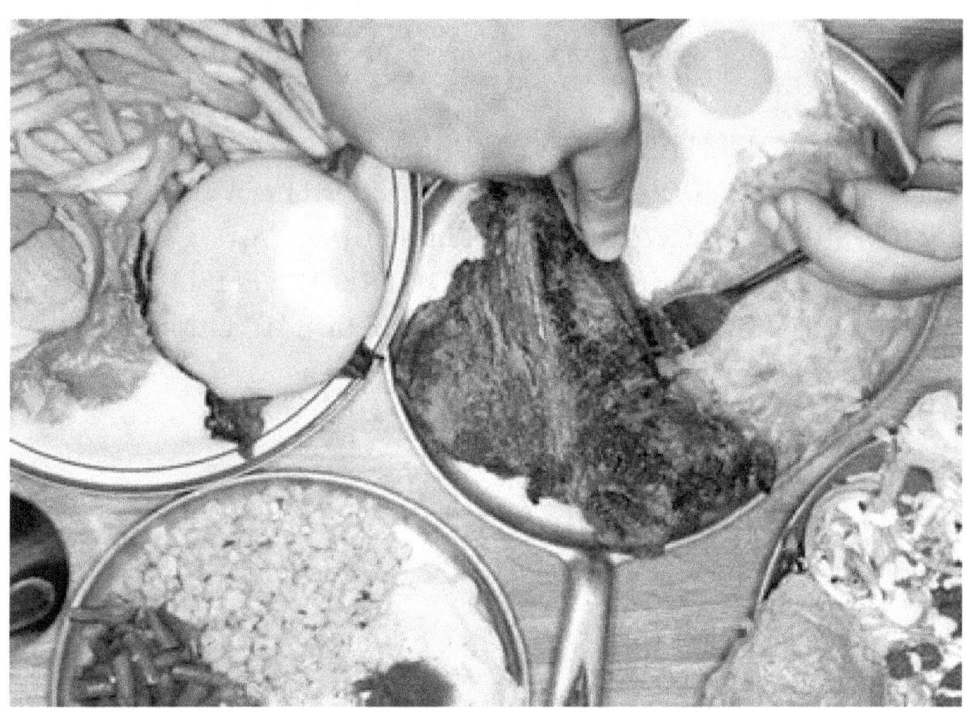

TZATZIKI SOUSY BILEN GOŞA OREGANO GUZY KABOB

IÇMEK:30 minut taýýarlyk: 20 minut sowatmak: 30 minut gril: 8 minut taýýarlyk: 4 nahar

BU GUZY ÇORBALARY HAKYKATDANAMORTAÝER DEŇZINDE WE EASTAKYN GÜNDOGARDA KOFTA DIÝLIP BILINÝÄN MÖWSÜMLEÝIN OWNUK ET (KÖPLENÇ GUZY ÝA-DA SYGYR ETI) TOPLARA ÝA-DA SKEWERLERIŇ TÖWEREGINE EMELE GELÝÄR WE SOŇRA GRILLEŞDIRILÝÄR. TÄZE WE GURADYLAN OREGANO OLARA AJAÝYP GREK TAGAMYNY BERÝÄR.

8 x 10 dýuým agaç skewer

GUZYNYŇ ETI

1,5 kilo ýukajyk guzy

1 ownuk sogan, dogralan we gury basylan

1 nahar çemçesi dogralan täze oregano

2 çaý çemçesi guradylan oregano, ezilen

1 nahar çemçe gara burç

TZATZIKI SOUSY

1 käse Paleo Maýo (ser<u>resept</u>)

½ uly hyýar, reňkli, dogralan we gysylan gury

2 nahar çemçesi täze limon suwy

1 sarymsak ýorunja, dogralan

1. Relsleri 30 minut ýapmak üçin ýeterlik suwa batyryň.

2. Guzy üçin guzy, sogan, täze we guradylan oregano we burç bilen uly gaba birleşdiriň; gowy garmaly. Guzynyň garyndysyny sekiz deň bölege bölüň. Her bölümi 5 x 1 dýuým gündeligi döredip, skeweriň ýarysynyň

töwereginde şekillendiriň. Iň azyndan 30 minut ýapyň we sowadyň.

3. Bu aralykda, Tzatziki sousy üçin Paleo Maýony, hyýar, limon suwuny we sarymsagy ownuk gaba birleşdiriň. Hyzmat edýänçä ýapyň we sowadyň.

4. Kömür gril ýa-da gaz panjarasy üçin guzyny orta otda göni panjara panjara goýuň. Takmynan ýapyň we panjara. Griliň üstünden ýarym gezek öwrüp, orta (160 ° F) 8 minut.

5. Guzyny Tzatziki sousy bilen hyzmat ediň.

SAFRAN WE LIMON BILEN GOWRULAN TOWUK

TAÝÝARLYK:15 minut sowatmak: 8 sagat bişirmek: 1 sagat 15 minut durmak: 10 minut taýýarlyk: 4 nahar

SAFRON GURADYLAN SOGANKROKUS GÜLÜNIŇ BIR GÖRNÜŞI. GYMMAT, ÝÖNE AZAJYK UZAK ÝOL GEÇÝÄR. BU ÇIŞIRILEN GOWRULAN TOWUGA TOPRAK, GOL TAGAMY WE OWADAN SARY REŇK GOŞÝAR.

1 4-5 kilo tutuş towuk

3 nahar çemçesi zeýtun ýagy

6 sany sarymsak gyrgyç, ezilen we gabykly

1 nahar çemçesi inçe grated limon gabygy

1 nahar çemçesi täze kekik

1½ çaý çemçesi dogralan gara burç

½ bir çaý çemçesi safran

2 aýlaw ýapragy

1 çäryek limon

1. Towukdan boýnuny we gibletlerini aýyryň; zyňyň ýa-da başga bir ulanmak üçin saklaň. Towuk boşlugyny ýuwuň; kagyz polotensasy bilen süpüriň. Towukdan artykmaç derini ýa-da ýagy kesiň.

2. Azyk prosessorynda zeýtun ýagyny, sarymsagy, limon zemini, kekini, burç we safrony birleşdiriň. Süýümli hamyr emele getirmäge dowam ediň.

3. Towugyň daşyna we boşlugyň içine batyrmak üçin barmaklaryňyzy ulanyň. Towugy uly tabaga geçirmek; Iň azyndan 8 sagat ýa-da bir gije ýapyň we sowadyň.

4. Peçini 425 ° F çenli gyzdyryň. Limon kwartallaryny we aýlag ýapraklaryny towuk boşlugynyň içine goýuň. Aýaklary 100% pagta aşhana ekizleri bilen daňyň. Ganatlary towugyň aşagyna goý. Ojakdan goraýan et termometrini süňküňize degmän içki bud myşsasyna salyň. Towugy uly gowurmak üçin tabaga goýuň.

5. 15 minut bişirmeli. Peçiň temperaturasyny 375 ° F çenli peseltmek. 1 sagat töweregi bişirmegi dowam etdiriň, ýa-da şireler arassalanýança we termometr 175 ° F okalýança pergament kagyzy bilen çadyr. Oýmazyndan 10 minut öň duruň.

JIKAMA SALADY BILEN ÖRTÜLEN TOWUK

TAÝÝARLYK:40 minut gril: 1 sagat 5 minut durmak: 10 minut: 4 nahar

"SPATCHCOCK" - KÖNE AŞPEZLIK TERMINIÝAŇY-ÝAKYNDA TOWUK ÝA-DA TOWUK ÝALY KIÇIJIK GUŞY SURATLANDYRMAK ÜÇIN GAÝTADAN ULANYLDY, ARKASYNDAN AÇYLMALY, SOŇRA HAS ÇALT WE DEŇ DEREJEDE BIŞIRIP BILER ÝALY KITAP ÝALY AÇYLDY WE TEKIZLENDI. KEBELEGE MEŇZEÝÄR, ÝÖNE DIŇE GUŞLARA DEGIŞLIDIR.

TOWUK

1 poblano çile

1 nahar çemçesi inçejik dogralan çorba

3 sany sarymsak ýorunja, dogralan

1 çaý çemçesi inçe grated limon gabygy

1 çaý çemçesi inçe grated hek gabygy

1 çaý çemçesi bugly ysly zatlar (ser<u>resept</u>)

As çaý çemçesi guradylan oregano, ezilen

As çaý çemçesi ýer kimini

1 nahar çemçesi zeýtun ýagy

1 3-3,5 funt tutuş towuk

SLAW

½ orta jikama, gabykly we julienne zolaklaryna kesilen (takmynan 3 käse)

½ käse inçejik dilimlenen gyzyl sogan (4)

1 Garry Smit alma, gabykly, reňkli we julienne zolaklaryna kesilen

⅓ käse dogralan täze silantro

3 nahar çemçesi täze mämişi suwy

3 nahar çemçesi zeýtun ýagy

1 çaý çemçesi limon ysly (ser<u>resept</u>)

1. Kömür grili üçin panjaryň bir gapdalynda orta gyzgyn kömür goýuň. Griliň boş tarapynyň aşagyna damjajyk goýuň. Poblanoslary orta otdan ýokarda panjara ýerleşdiriň. 15 minut ýapyň ýa-da poblano hemme tarapa gyzarýança, wagtal-wagtal öwrüň. Poblanony derrew folga bilen örtüň; 10 minut goýuň. Folga açyň we poblanony ýarym uzynlykda kesiň; baldagyny we tohumyny aýyryň (seryşarat). Derini ýiti pyçak bilen seresaplyk bilen aýyryň we taşlaň. Poblanony ownuk bölekllere bölüň. (Gaz panjaralary üçin, panjara gyzdyryň; ýylylygy ortaça peseldiň. Gytaklaýyn panjara düzüň.

2. Sogan üçin poblano, sarymsak, sarymsak, limon zesti, hek zesti, sogan, oregano we kimyon birleşdiriň. Oilagda garmaly; pasta ýasamak üçin gowy garmaly.

3. Towugy kesmek üçin, towukdan boýnuny we gibletlerini aýyryň (başga maksatlar üçin ätiýaçlyk). Towuk göwüsini kesiş tagtasyna goýuň. Aşhana gyrkymlaryny ulanyp, oňurganyň bir tarapyny boýnuň ujundan başlap uzynlygyna kesiň. Oňurganyň ters tarapynda uzynlyk kesilmegini gaýtalaň. Oňurgany aýyryň we taşlaň. Towugy, derini ýokaryk öwüriň. Towuk tekiz ýatar ýaly, sternumy döwmek üçin döşleriň arasynda basyň.

4. Döşüň bir gapdalynda, boýnundan başlap, barmaklaryňyzy deri bilen etiň arasyna süýşüriň, buduňyza tarap barýarkaňyz derini gowşadyň. Buduň töweregindäki derini gowşadyň. Beýleki tarapa gaýtalaň. Eti towugyň derisiniň aşagyna sürtmek üçin barmaklaryňyzy ulanyň.

5. Towuk göwüsini damjanyň üstündäki panjara panjara salyň. Iki folga bilen örtülen kerpiç ýa-da uly çoýun skillet bilen

agram. 30 minut ýapyň we panjara ýapyň. Towuk göwüsini sim tekerine öwüriň we kerpiç ýa-da gazana gaýtadan agramlaň. Gril bilen örtülen, ýene 30 minut töweregi ýa-da towuk gülgüne bolýança (175 ° F bud myşsasy). Towugy panjardan çykaryň; 10 minut goýuň. (Gaz panjarasy üçin towugy otdan uzakda saklaň. Aboveokarda görkezilişi ýaly panjara.)

6. Bu aralykda, salat üçin jikamany, ownuklary, almalary we silantrony uly gaba birleşdiriň. Mämişi suwuny, ýagy we limon zestini ownuk gaba garmaly. Jikama garyndysynyň üstüne döküň we palta zyňyň. Towuk salat bilen hyzmat ediň.

ARAK, KÄŞIR WE POMIDOR SOUSY BILEN PEÇDE BIŞIRILEN TOWUK

TAÝÝARLYK:15 minut bişirmek: 15 minut bişirmek: 30 minut taýýarlyk: 4 nahar

ARAK BIRNÄÇE MADDADAN ÝASALYP BILNERDÜRLI IÝMITLER, ŞOL SANDA KARTOŞKA, MEKGEJÖWEN, ÇOWDARY, BUGDAÝ WE ARPA, HATDA ÜZÜM. BU SOUSDA ARAGYŇ KÄN DÄLDIGINE GARAMAZDAN, ONY DÖRT PORSIÝA BÖLSEŇIZ, KARTOŞKA ÝA-DA ÜZÜM ARAGYNYŇ PALEO ÜÇIN AMATLYDYGYNY BARLAŇ.

3 nahar çemçesi zeýtun ýagy

4 sany süňksiz towuk arka bölekleri ýa-da derisi bolan towuk et bölekleri

1 28 unsiýa duzlanmadyk erik pomidorlaryny guradyp biler

½ käse inçejik dogralan sogan

½ käse inçejik dogralan käşir

3 sany sarymsak ýorunja, dogralan

1 nahar çemçesi Ortaýer deňziniň ýakymly yslary (ser<u>resept</u>)

⅛ çaý çemçesi kaýen burç

1 sany täze biberi

2 nahar çemçesi arak

1 nahar çemçesi dogralan täze reyhan (islege görä)

1. Peçini 375 ° F çenli gyzdyryň. 2 nahar çemçesi ýagy orta ýokary otda uly skletde gyzdyryň. Towuk goşuň; takmynan 12 minut bişirmeli ýa-da gyzarýança we deň derejede gyzarýança bişirmeli. Gazany gyzdyrylan ojakda goýuň. 20 minut bişirmeli.

2. Bu aralykda, sous üçin pomidorlary aşhana gaýçy bilen kesiň. Galan 1 nahar çemçesi ýagy orta gazanda orta gazanda gyzdyryň. Sogan, käşir we sarymsak goşuň; Oftenygy-ýygydan bulaşdyryp, 3 minut bişirmeli.

Dilimlenen pomidorlary, Ortaýer deňziniň tagamyny, kaýen burçuny we biberi bir bulgur bilen garmaly. Orta ýokary otda gaýnadyň; gyzgyny peseldýär. 10 minutlap gaýnadyň, wagtal-wagtal garyşdyryň. Arak bilen garmaly; ýene 1 minut bişirmeli; biberi spigini aýyryň we taşlaň.

3. Gazana towugyň üstüne sous guýuň. Gazany ojaga gaýtaryň. 10 minut töweregi gowurmaly, ýa-da towuk näzik bolýança we gülgüne bolýança (175 ° F). Isleseňiz reyhan bilen sepiň.

POULET RÔTI WE RUTABAGA FRITES

TAÝÝARLYK: 40 minut bişirmek: 40 minut taýýarlyk: 4 nahar

ÇIŞIK RUTABAGA GOWURMALARY ÖRÄN TAGAMLYGOWRULAN TOWUK WE ÝANYNDAKY NAHAR ŞIRELERI BILEN HYZMAT EDIŇ - ÝÖNE ÖZBAŞDAK WE PALEO KETÇUP BILEN (SER<u>RESEPT</u>), ÝA-DA PALEO AÏOLI BILEN BELGIÝANYŇ STILI (SARYMSAK MAÝONEZ, SEREDIŇ<u>RESEPT</u>).

6 nahar çemçesi zeýtun ýagy
1 nahar çemçesi Ortaýer deňziniň ýakymly yslary (ser<u>resept</u>)
4 süňkli towuk budlary, derisi (jemi 1 funt)
4 towuk budy, derisi (jemi 1 funt)
1 käse gury ak şerap
1 käse towuk süňk çorbasy (ser<u>resept</u>) ýa-da duzsyz towuk çorbasy
1 ownuk sogan
Zeýtun ýagy
1½2 funt rutabagalar
2 nahar çemçesi dogralan täze çaýlar
Gara burç

1. Peçini 400 ° F çenli gyzdyryň. 1 nahar çemçesi zeýtun ýagyny we Ortaýer deňziniň tagamyny ownuk gaba garmaly; towuk böleklerine sürtüň. Peçdäki goşmaça uly gazanda 2 nahar çemçesi ýag gyzdyryň. Towuk böleklerini, et tarapyny aşak goşuň. Açylmadyk, 5 minut töweregi ýa-da gyzarýança bişirmeli. Gazany otdan çykaryň. Towuk bölekleriniň gowrulan tarapyny ýokaryk öwüriň. Şeraba, towuk ätiýaçlygyna we sogan goşuň.

2. Tagtany ojakda goýuň. 10 minut bişirmeli.

3. Bu aralykda, gowrulan kartoşka üçin zeýtun ýagy bilen uly çörek bişirilýän kagyzy ýeňil ýaglaň; bir gapdala goý, äsgermezlik et. Awtobus goşlaryny gabyň. Sharpiti pyçak bilen rutabagalary ½ dýuým dilimlere kesiň. Dilimleri uzynlygyna ýarym dýuým zolaklara bölüň. Uly tabakda galan 3 nahar çemçesi ýag bilen rutabaga zolaklaryny zyňyň. Rutabaga zolaklaryny taýýar çörek bişirilýän kagyzyň üstünde bir gatlakda ýaýlaň; peçde ýokarky gatda ýerleşdirildi. 15 minut bişirmeli; kartoşkany öwüriň. Towugy goşmaça 10 minut bişirmeli ýa-da gülgüne bolýança (175 ° F). Towugy ojakdan çykaryň. Kartoşkany 5-10 minut bişirmeli ýa-da goňur we ýumşak bolýança bişirmeli.

4. Şireleri saklap, towuk we sogan bilen gazandan çykaryň. Warmylylygy saklamak üçin towugy we soganlary ýapyň. Orta otda gaýnadyň; gyzgyny peseldýär. Moreene 5 minut töweregi ýa-da şireler birneme azalýança gaýnadyň.

5. Hyzmat etmek üçin kartoşkany çaý we möwsüme burç sepiň. Towuk bişirilen şireler we gowrulan kartoşka bilen üpjün edilýär.

ÜÇ GEZEK KÖMELEK COQ AU VIN ÇIVES MASHED RUTABAGA

TAÝÝARLYK:15 minut bişirmek: 1 sagat 15 minut: 4-6 nahar

KÄBEDE ÇUKUR BAR BOLSAGURADYLAN KÖMELEKLERI SIŇDIRENIŇIZDEN SOŇ, BELKI-DE, SUWUKLYGY INÇE SÜZGÜÇDE GOÝLAN GOŞA GALYŇ PEÝNIR BÖLEGI ARKALY SUWUKLYGY SÜZERLER.

- Guradylan bolet ýa-da morel kömelegi
- 1 käse gaýnag suw
- 2 funtdan 2½ funt towuk budlary we deprekler, derisi
- Gara burç
- 2 nahar çemçesi zeýtun ýagy
- 2 sany orta leňňe, uzynlygy iki esse, ýuwulýar we inçe dilimlenýär
- 2 portobello kömelek, dilimlenen
- 8 unsiýa täze düwme kömelekleri, baldak we dilimlenen ýa-da dilimlenen täze kömelekler
- ¼ käse duzlanmadyk pomidor pastasy
- 1 çaý çemçesi guradylan marjoram, ezilen
- As çaý çemçesi guradylan kekik, ezilen
- ½ käse gury gyzyl çakyr
- 6 käse towuk süňk çorbasy (ser<u>resept</u>) ýa-da duzsyz towuk çorbasy
- 2 aýlaw ýapragy
- 2 to2½ funt rutabagalar, gabykly we dogralan
- 2 nahar çemçesi dogralan täze çaýlar
- As çaý çemçesi gara burç
- Dogralan täze kekik (islege görä)

1. Aksiýany we gaýnag suwy ownuk tabaga garmaly; 15 minut goýuň. Suwuklygy saklap, kömelekleri aýyryň. Kömelegi ownuk böleklere bölüň. Kömelekleri we suwuklygy bir gyra goýuň.

2. Towugyň üstüne burç sepiň. 1 nahar çemçesi zeýtun ýagyny gaty ýapyk gapak bilen goşmaça uly skeletde orta ýokary otda gyzdyryň. Towuk böleklerini iki bölekde gyzgyn ýagda 15 minut töweregi gowurmaly, çalaja gyzarýança, bir gezek öwrülmeli. Towugy gazandan çykaryň. Leňňe, portobello kömelekleri we oyster kömelekleri bilen garmaly. 4-5 minut bişirmeli ýa-da kömelekler goňur bolup başlaýança, wagtal-wagtal garyşdyryň. Pomidor pastasy, marjoram we kekini garmaly; bişirmeli we 1 minut garmaly. Şeraby garmaly; bişirmeli we 1 minut garmaly. 3 stakan towuk süňk çorbasyny, aýlag ýapraklaryny, ½ käse ätiýaçlandyrylan kömelek suwuklygy we suwuklandyrylan dogralan kömelekleri garmaly. Towugy tabaga gaýtaryň. Gaýnadyň; gyzgyny peseldýär. 45 minut töweregi gaýnadyň.

3. Bu aralykda, rutabagalary we galan 3 stakan çorbany uly gazanda birleşdiriň. Zerur bolsa, rutabagalary azajyk ýapmak üçin suw goşuň. Gaýnadyň; gyzgyny peseldýär. 25-30 minutlap ýa-da rutabaga ýumşak bolýança, wagtal-wagtal garyşdyryň. Suwuklygy saklap, rutabaga suw guýuň. Rutabagalary tabaga gaýtaryň. Galan 1 nahar çemçesi zeýtun ýagyny, çaýlary we as çaý çemçesi burç goşuň. Rutabaga garyndysyny süzmek üçin kartoşka ýuwujy ulanyň, islenýän yzygiderlilige ýetmek üçin zerur suwuklyk goşuň.

4. Towuk garyndysyndan aýlag ýapraklaryny aýyryň; zyňmak Towuk we sousy ezilen rutabagalaryň üstünde hyzmat ediň. Isleseňiz täze kekini sepiň.

ŞETDALY-KONÝAKLY SYRÇALY DEPREKLER

TAÝÝARLYK: 30 minutlyk panjara: 40 minut: 4 nahar

BU TOWUK BUDLARY AJAÝYPTUNISIŇ ÝAKYMLY YSLARY BILEN SÜRTÜLEN DOŇUZ PALTASYNYŇ RESEPTINDEN GATY SALAT WE ÝAKYMLY PEÇDE BIŞIRILEN SÜÝJI KARTOŞKA GOWURMASY BILEN (SER.<u>RESEPT</u>). OLARY BU ÝERDE TURP, MANGO WE NAN BILEN ÇIŞIRILEN KOLESLAW BILEN GÖRKEZILÝÄR (SER<u>RESEPT</u>).

ŞETDALY KONÝAK SYRÇASY

- 1 nahar çemçesi zeýtun ýagy
- ½ käse dogralan sogan
- 2 sany täze orta şetdaly, ýarym, kesilen we inçe kesilen
- 2 nahar çemçesi konýak
- 1 käse BBQ sousy (ser<u>resept</u>)
- 8 sany towuk budy (jemi 2-2½ funt), tagamly deri

1. Aýna üçin zeýtun ýagyny orta skilletde orta otda gyzdyryň. Sogan goşuň; takmynan 5 minut bişirmeli ýa-da wagtal-wagtal garyşdyryň. Şetdaly goşuň. 4-6 minut ýapyň we şetdaly ýumşak bolýança, wagtal-wagtal garyşdyryň. Konýak goşuň; wagtal-wagtal garyşdyryp, 2 minut bişirmeli. Geliň, biraz sowalyň. Şetdaly garyndysyny blender ýa-da iýmit prosessoryna geçiriň. Smoothumşak bolýança ýapyň we garyşdyryň ýa-da işlediň. BBQ sousyny goşuň. Smoothumşak bolýança ýapyň we garyşdyryň ýa-da işlediň. Sousy tabaga gaýtaryň. Gyzdyrylýança orta pes otda bişirmeli. Towugy örtmek üçin bowl käse sousyny ownuk tabaga guýuň. Galan sousy panjara towugy bilen ýyly saklaň.

2. Kömür grillemek üçin, damjanyň töwereginde gyzgyn kömürleri tertipläň. Suw damjasynyň üstünde orta ýylylygy synap görüň. Towuk budlaryny gril panjarasynyň üstünde damjanyň üstünde goýuň. 40-50 minutlap ýa-da towuk gülgüne (175 ° F) bolýança örtüň we griliň soňky 5-10 minutynda griliň üsti bilen ýarym gezek öwrüp, ¾ käse şetdaly brendi syrçasy bilen çişiriň. .

TOWUK ÇILIDE MANGO-GAWUN SALADY BILEN MARINADLANDY

TAÝÝARLYK: 40 minut sowatmak / marinadlamak: 2-4 sagat gril: 50 minut: 6-8 nahar

ANCHO ÇILE GURADYLAN POBLANO- ÖRÄN TÄZE TAGAMLY AÇYK, ÇUŇ ÝAŞYL ÇILI. ANHO ÇILELERINDE ERIK ÝA-DA KIŞMIŞ WE BIRNEME AJYLYK BILEN BIRNEME MIWELI TAGAM BAR. NÝU-MEKSIKO ÇILELERI ORTAÇA YSSY BOLUP BILER. OLAR GÜNORTA-GÜNBATARDA DAMJALARYŇ ASYLÝANDYGYNY WE RISTRALARDA ASYLÝANDYGYNY GÖRÝÄRIS - GURADYJY ÇILLERIŇ REŇKLI TERTIBI.

TOWUK
2 guradylan Nýu-Meksiko çile

2 guradylan anko çile

1 käse gaýnag suw

3 nahar çemçesi zeýtun ýagy

1 sany uly süýji sogan, gabykly we galyň dilimlenen

4 Rim pomidor, dilimlenen

1 nahar çemçesi dogralan sarymsak (6 sany ýorunja)

2 çaý çemçesi ýer kimyon

1 çaý çemçesi guradylan oregano, ezilen

16 towuk aýagy

SALAT
2 käse kesilen kantalup

2 stakan kub bal bal

2 stakan dilimlenen mango

¼ käse täze hek şiresi

1 çaý çemçesi çili tozy

As çaý çemçesi ýer kimini

¼ käse dogralan täze silantro

1. Towuk üçin guradylan Nýu-Meksikodaky baldaklary we tohumlary aýyryň. Uly skilleti orta otda gyzdyryň. Çilini gazanda 1-2 minut gowurmaly ýa-da hoşboý ysly we ýeňil bolýança gowurmaly. Bişen çaýlary ownuk tabaga goýuň; tabaga gaýnag suw guýuň. Iň azyndan 10 minut oturyň ýa-da ulanmaga taýyn bolýançaňyz.

2. Grili gyzdyryň. Alýumin folga bilen tarelka çyzyk; Alýumin folga 1 nahar çemçesi zeýtun ýagyny ýaýlaň. Gazana sogan we pomidor goýuň. Otdan takmynan 4 dýuým 6-8 minut bişirmeli ýa-da ýumşak we ot alýança bişirmeli. Çilini süzüň we suwy çykaryň.

3. Çili, sogan, pomidor, sarymsak, kimyon we oreganony iýmit prosessorynda ýa-da prosessorynda garmaly. Gerekli yzygiderlilige arassalamak üçin ätiýaçlyk suw goşup, tekiz bolýança ýapyň we garyşdyryň.

4. Towugy ullakan gaýtadan işlenip bilinýän plastik halta salyň. Marinady sumkadaky towugyň üstüne döküň, soňra sumkany deň derejede örtmek üçin öwüriň. Sowadyjyda wagtal-wagtal öwrüp, 2-4 sagat marinat ediň.

5. Salat üçin goşmaça uly tabakda kantalup, bal, mango, limon suwy, 2 nahar çemçesi zeýtun ýagy, çili tozy, kimyon we silantrony birleşdiriň. Kurtka zyňyň. 1-4 sagat ýapyň we sowadyň.

6. Kömür grillemek üçin, damjanyň töreginde orta gyzgyn kömürleri tertipläň. Gazanyň üstünde orta ot synap görüň. Towuk göwüsini süzüň we marinady bir gyra goýuň. Towugy peçiň üstünde panjara goýuň. Towugy marinadyň bir bölegi bilen sahylyk bilen ýuwuň (artykmaç zady

taşlaň). 50 minutlap ýa-da towuk gülgüne bolýança (175 ° F) ýapyň we panjara ýarym gezek bir gezek öwrüň. .

TANDORI STILI TOWUK BUDLARY, HYÝAR RAITA BILEN

TAÝÝARLYK:20 minut marinasiýa: 2-24 sagat bişirmek: 25 minut: 4 nahar

RAITA KAWA HOZUNDAN ÝASALÝARKREM, LIMON ŞIRESI, NAN, KORIANDER WE HYÝAR. GYZGYN WE YSLY TOWUK ETINE SOWADYJY HASAPLAÝJY BERÝÄR.

TOWUK
- Ince dilimlenen 1 gyzyl sogan
- 1 2 dýuýmlyk täze zynjyr, gabykly we gabykly
- 4 sany sarymsak ýorunja
- 3 nahar çemçesi zeýtun ýagy
- 2 nahar çemçesi täze limon suwy
- 1 çaý çemçesi ýer kimini
- 1 çaý çemçesi zerdejik
- ½ nahar çemçesi
- ½ çaý çemçesi ýer darçyny
- As çaý çemçesi gara burç
- ¼ çaý çemçesi kaýen burç
- 8 towuk aýagy

HYÝAR RAITA
- 1 käse kawaý kremi (ser<u>resept</u>)
- 1 nahar çemçesi täze limon suwy
- 1 nahar çemçesi dogralan täze nan
- 1 nahar çemçesi dogralan täze koriander
- As çaý çemçesi ýer kimini
- As çaý çemçesi gara burç
- 1 orta hyýar, gabykly, reňkli we dogramaly (1 käse)
- Limon dilimleri

1. Sogan, zynjyr, sarymsak, zeýtun ýagy, limon şiresi, kimyon, zerdeçal, sogan, darçyn, gara burç we kaýen burçuny blenderde ýa-da iýmit prosessorynda birleşdiriň. Smoothumşak bolýança ýapyň we garyşdyryň ýa-da işlediň.

2. Her aşaky buduna dört ýa-da bäş gezek pyçaklamak üçin kelläniň ujuny ulanyň. Budlary uly gaba gaýtadan ulanylýan plastik halta salyň. Sogan garyndysyny goşuň; kapýa öwrülýär. Torbany wagtal-wagtal öwrüp, holodilnikde 2-24 sagat marinat ediň.

3. Grili gyzdyryň. Towugy marinaddan çykaryň. Artykmaç marinady buddan süpürmek üçin kagyz polotensasyny ulanyň. Budlary gyzdyrylmadyk panjara ýa-da alýumin folga bilen örtülen çörek bişirilýän kagyzyň üstünde ýerleşdiriň. Heatylylyk çeşmesinden 6-8 dýuým 15 minut bişirmeli. Budlaryňyzy aýlaň; takmynan 10 minut bişirmeli ýa-da towuk gülgüne bolýança (175 ° F).

4. Raýta üçin kawa kremini, limon suwuny, nan, koriander, kimyon we gara burç orta gaba birleşdiriň. Sogan bilen ýuwaşlyk bilen garmaly.

5. Towuga raita we limon pürsleri bilen hyzmat ediň.

KÖK GÖK ÖNÜMLER, ASPARAGUS WE GÖK ALMA-NAN TAGAMLY KÖRI TOWUK STEWI

TAÝÝARLYK:30 minut bişirmek: 35 minut durmak: 5 minut taýýarlyk: 4 nahar

2 nahar çemçesi arassalanan kokos ýagy ýa-da zeýtun ýagy

2 kilo süňksiz towuk göwsi, isleýşi ýaly derisi

1 käse dogralan sogan

2 nahar çemçesi grated täze zynjyr

2 nahar çemçesi ownuk sarymsak

2 nahar çemçesi duzlanmadyk köri tozy

2 nahar çemçesi dogralan, tohumly jalapeño (ser<u>yşarat</u>)

4 käse towuk süňk çorbasy (ser<u>resept</u>) ýa-da duzsyz towuk çorbasy

2 sany orta süýji kartoşka (takmynan 1 funt), gabykly we dogralan

2 sany orta şugundyr (takmynan 6 unsiýa), gabykly we dogralan

1 käse dogralan pomidor

8 unsi asparagus, kesilen we 1 dýuým uzynlykda kesilen

1 13.5 unsiýa tebigy kokos süýdünden (meselem, Tebigatyň ýoly)

½ käse dogralan täze silantro

Alma nanasynyň tagamy (ser<u>resept</u>, aşakda)

Hek gaýyklary

1. 6 kwartaly Gollandiýa peçinde ýagy orta ýokary otda gyzdyryň. Towugy gyzgyn ýagda partlamaly, takmynan 10 minutda goňur. Towugy tabaga geçirmek; bir gapdala goý, äsgermezlik et.

2. heatylylygy ortaça öwüriň. Gazana sogan, zynjyr, sarymsak, köri tozy we jalapeño goşuň. 5 minut bişirmeli ýa-da sogan ýumşaýança garmaly. Towuk çorbasyny, süýji kartoşkany, şugundyrlary we pomidorlary garmaly. Towugy mümkin boldugyça suwuklykda suwa batyryp, gazana gaýdyň. Heatylylygy orta-pes derejä çenli azaldyň.

Towuk indi gülgüne bolýança we gök önümler ýumşak bolýança 30 minut ýapyň we gaýnadyň. Kepjebaş, kokos süýdüni we koriander bilen garmaly. Otdan çykaryň. 5 minut goýuň. Towugy, zerur bolsa, hyzmat edýän tabaklaryň arasynda deň bölmek üçin süňklerden kesiň. Alma-ýalpak we hek dilimleri bilen hyzmat ediň.

"Apple Mint Flavor": Iýmit prosessorynda ½ stakan süýjedilmedik kokos çorbalaryny üwäň. 1 stakan täze silantro ýapragy we bug goşuň; 1 käse täze nan ýapragy; 1 Garry Smit alma, reňkli we dogralan; 2 çaý çemçesi dogralan, tohumly jalapeño (ser<u>ýşarat</u>); we 1 nahar çemçesi täze hek suwy. Inçe ýere çenli garmaly.

TAŞLANAN TOWUK PAILLARD SALADY, MALINA, KÄŞIR WE GOWRULAN BADAM

TAÝÝARLYK: 30 minut bişirmek: 45 minut marinasiýa: 15 minut gril: 8 minut taýýarlyk: 4 nahar

½ käse badam

1 nahar çemçesi zeýtun ýagy

1 orta gyzyl käşir

1 orta altyn tomzak

2 6-8 oz süňksiz, derisiz towuk göwsi

2 stakan täze ýa-da doňdurylan malina, eredilen

3 nahar çemçesi ak ýa-da gyzyl çakyr sirkesi

2 nahar çemçesi dogralan täze tarragon

1 nahar çemçesi dogralan çorbalar

1 çaý çemçesi Dijon görnüşindäki gorçisa (ser resept)

¼ käse zeýtun ýagy

Gara burç

8 käse bahar garyndy salady

1. Badam üçin ojagy 400 ° F çenli gyzdyryň. Badamy ownuk tarelka ýaýradyň we ½ çaý çemçesi zeýtun ýagy bilen çalyň. Takmynan 5 minut bişirmeli ýa-da hoşboý we altyn goňur bolýança bişirmeli. Salkyn bolsun. (Badam 2 gün öňünden tostlanyp, howa geçirmeýän gapda saklanyp bilner.)

2. Çig mal üçin her şugundyry folga salyň we hersine zeýtun ýagyny çalyň. Alýumin folgasyny çigidiň töweregine ep-esli örtüň we tarelka ýa-da tarelka goýuň. Şugundyrlary 400 ° F peçde 40-50 minutda ýa-da pyçak bilen deşilença gowurmaly. Peçden çykaryň we ýeterlik derejede salkyn bolýança goýuň. Derini pyçak bilen aýyryň. Käşiri dilimläň

we bir gapdalda goýuň. (Şugundyrlar altyn şugundyrlary reňklemez ýaly, garyndyny garyşdyrmaň. Şugundyrlary 1 gün öňünden gowurmaly we sowadyp bilersiňiz. Hyzmat etmezden ozal otag temperaturasynda goýuň.)

3. Towuk üçin her towuk göwüsini keseligine ýarym kesiň. Towugyň her bölegini iki bölek plastmassa gaplaň arasynda goýuň. Et söwda merkezini ulanyp, ¾ dýuým galyňlyga çenli ýuwaşlyk bilen basyň. Towugy ýalpak tabaga goýuň we bir gapdalda goýuň.

4. Winaigrette ýasamak üçin, uly tabakda ¾ käse malinalaryny çeňňek bilen ýeňil eziň (salat üçin galan malinalary tygşytlaň). Sirke, tarragon, sogan we Dijon görnüşindäki gorçisa goşuň; taýak bilen garylan. Inçe akymda ¼ käse zeýtun ýagyny goşuň we gowy garmaly. Towugyň üstüne ½ käse winaigrette guýuň; towugy zyňmak (salat üçin galan winaigrette tygşytlaň). Towuk göwüsini otag temperaturasynda 15 minut marinat ediň. Towugy marinaddan çykaryň we burç sepiň; gazanda galan marinady taşlaň.

5. Kömür panjara ýa-da gaz panjarasy üçin towugy orta otda göni panjara panjara goýuň. 8-10 minut ýapyň we panjara ýapyň ýa-da towuk indi gülgüne bolýança, griliň ýarysyna bir gezek öwrüliň. (Towuk panjara gowrulyp bilner.)

6. Uly tabakda salat, şugundyr we galan 1¼ stakan malina birleşdiriň. Salatanyň üstünde ätiýaçlandyrylan winaigrette guýuň; derä ýuwaşlyk bilen zyňyň. Salady dört tabaga bölüň; hersiniň üstünde panjara towuk göwüsiniň bir bölegi bar. Gaýnadylan badamlary takmynan kesip, üstüne sepiň. Derrew hyzmat et.

BROKKOLI BILEN DOLDURYLAN TOWUK GÖWSI, TÄZE POMIDOR SOUSY WE SEZAR SALADY

TAÝÝARLYK:40 minut bişirmek: 25 minut: 6 nahar

3 nahar çemçesi zeýtun ýagy
2 çaý çemçesi ownuk sarymsak
¼ çaý çemçesi ezilen gyzyl burç
1 funt brokkoli raab, kesilen we kesilen
½ käse kükürtlenmedik altyn kişmiş
½ käse suw
4 5 unsiýa derisiz, süňksiz towuk göwüsiniň ýarysy
1 käse dogralan sogan
3 käse dogralan pomidor
¼ käse dogralan täze reyhan
2 çaý çemçesi gyzyl çakyr sirkesi
3 nahar çemçesi täze limon suwy
2 nahar çemçesi Paleo Maýo (ser<u>resept</u>)
2 çaý çemçesi Dijon görnüşindäki gorçisa (ser<u>resept</u>)
1 çaý çemçesi ownuk sarymsak
As çaý çemçesi gara burç
¼ käse zeýtun ýagy
10 käse dogralan roma salyny

1. Orta naharda uly naharda 1 nahar çemçesi zeýtun ýagyny gyzdyryň. Sarymsak we dogralan gyzyl burç goşuň; 30 sekunt bişirmeli ýa-da hoşboý ysly bolýança garmaly. Dogralan brokkoli, kişmiş we ½ käse suw goşuň. 8 minut töweregi ýapyň we brokkoli süpürilýänçä we ýumşak bolýança bişirmeli. Gazandan gapagy aýryň; artykmaç suw bugarmasyn. Bir gapdala goýduň, äsgermezlik edýärsiň.

2. Rulonlar üçin her towuk göwüsini ýarym uzynlykda kesiň; her bölegi iki list plastmassa örtügiň arasynda goýuň. Et etiniň tekiz tarapyny ulanyp, towugy ¼ dýuým galyňlykda ýeňil uruň. Her rulon üçin gysga ujuna ¼ käse brokkoli raab garyndysyny goýuň; doldurylmagyny doly ýapmak üçin gapdallaryna buklaň. (Rulad 1 gün öňünden taýýarlanyp, bişýänçä sowadyjy bolup biler.)

3. 1 nahar çemçesi zeýtun ýagyny orta ýokary otda uly skletde gyzdyryň. Ruladlary goşuň, aşak tarapyny tikiň. Nahar bişirilende iki ýa-da üç gezek öwrüp, takmynan 8 minut bişiriň. Rulonlary tabaga geçiriň.

4. Sous üçin galan 1 nahar çemçesi zeýtun ýagyny skeletde orta otda gyzdyryň. Sogan goşuň; takmynan 5 minut bişirmeli ýa-da aç-açan bolýança bişirmeli. Pomidor we reyhan bilen garmaly. Sousuň üstünde rulonlary gazana goýuň. Orta ýokary otda gaýnadyň; gyzgyny peseldýär. 5 minut töweregi ýapyň ýa-da pomidorlar döwülip başlaýança, görnüşini saklaň we rulon gyzdyrylýar.

5. Geýinmek üçin limon şiresi, Paleo maýo, Dijon görnüşindäki gorçisa, sarymsak we gara burç birleşdiriň. ¼ käse zeýtun ýagyna guýuň, birleşýänçä garmaly. Dogralan romain bilen geýinmegi uly tabaga guýuň. Hyzmat etmek üçin romaini alty tabak arasynda bölüň. Rouladlary kesiň we romaine tertipläň; ketçupyň üstüne sep.

YSLY GÖK ÖNÜMLER WE SOSNA HOZY SOUSY BILEN ÖRTÜLEN PANJARA TOWUK ŞAWARMA

TAÝÝARLYK: 20 minut marinasiýa: 30 minut gril: 10 minut taýýarlyk: 8 gaplama (4 nahar)

- 1 dýuým derisiz, süňksiz towuk göwüsiniň ýarysy, 2 dýuým böleklere bölünýär
- 5 nahar çemçesi zeýtun ýagy
- 2 nahar çemçesi täze limon suwy
- 1 nahar çemçesi kimyon
- 1 çaý çemçesi ownuk sarymsak
- 1 nahar çemçesi
- ½ çemçe köri tozy
- ½ çaý çemçesi ýer darçyny
- ¼ çaý çemçesi kaýen burç
- 1 orta gök, ýarym kesilen
- ½ dýuým dilimlere kesilen 1 sany kiçijik baklajan
- 1 sany uly sary süýji burç, ýarym we tohumly
- Çärýeklere kesilen 1 orta gyzyl sogan
- 8 sany alça pomidor
- 8 sany uly ýagly salat ýapragy
- Bişen sosna hozy sousy (ser resept)
- Limon dilimleri

1. Marinad üçin 3 nahar çemçesi zeýtun ýagyny, limon suwuny, 1 çaý çemçesi kimyon, sarymsak, ½ çaý çemçesi paprika, köri tozy, ¼ çaý çemçesi darçyn we kaýen burçuny ownuk gaba birleşdiriň. Towuk böleklerini ullakan gaýtadan işlenip bilinýän plastik halta salyň. Marinady towugyň üstüne guýuň. Möhür halta; sumkany palto öwürmek. Torbany wagtal-wagtal öwrüp, 30 minut sowadyjyda marinat ediň.

2. Towugy marinaddan çykaryň; marinady taşla. Towugy dört sany uzyn skeweriň üstünde goýuň.

3. Zakarini, baklajany, burç we sogany çörek bişirilýän kagyzyň üstünde goýuň. 2 nahar çemçesi zeýtun ýagy bilen çalyň. Galan ¾ çaý çemçesi kimyon, galan as çaý çemçesi paprika we galan ¼ çaý çemçesi darçyny sepiň; gök önümleri ýeňil sürtüň. Pomidorlary iki skeweriň üstünde goýuň.

3. Kömür panjara ýa-da gaz panjarasy üçin towuk we pomidor kublaryny we gök önümleri orta otda griliň üstünde goýuň. Towuk indi gülgüne bolýança we gök önümler ýeňil ot alýança we bir gezek öwrülip, panjara ýapyň. Towuk üçin 10-12 minut, gök önümler üçin 8-10 minut, pomidor üçin 4 minut rugsat beriň.

4. Towugy skewerden çykaryň. Towuk göwüsini böleklere bölüň, sogan, baklajan we burçlary degişli böleklere bölüň. Pomidorlary skewerlerden çykaryň (kesmäň). Towuk we gök önümleri bir tabakda tertipläň. Hyzmat edende, towugyň we gök önümleriň bir bölegini salat ýapragyna çemçe; tostlanan sosna hozy sousyna sepiň. Limon pürsleri bilen hyzmat ediň.

KÖMELEKLI PEÇDE BIŞIRILEN TOWUK GÖWSI, SARYMSAK WE GOWRULAN ASPARAG BILEN PÜRESI

BAŞYNDAN AHYRYNA ÇENLI:Taýýarlyk wagty 50 minut: 4 nahar

4 10-12 unsiýa towuk göwüsleri, derisi

3 käse ownuk ak kömelek

1 käse inçe dilimlenen leňňe ýa-da sary sogan

2 käse towuk süňk çorbasy (ser<u>resept</u>) ýa-da duzsyz towuk çorbasy

1 käse gury ak şerap

1 sany uly kekik

Gara burç

ak şerap sirkesi (islege görä)

Kirpiklere kesilen 1 kellesi

Gabykly 12 sany sarymsak gaby

2 nahar çemçesi zeýtun ýagy

Ak ýa-da kaýen burç

1 kilo asparagus, dogralan

2 çaý çemçesi zeýtun ýagy

1. Peçini 400 ° F çenli gyzdyryň. Towuk göwüsini 3 kwartal inedördül gapda ýerleşdiriň; kömelek we leňňe. Towuk we gök önümleri towuk süňk çorbasy we şerap bilen guýuň. Kekini hemme zada sepiň we gara burç sepiň. Tabagy folga bilen ýapyň.

2. 35-40 minut bişirmeli ýa-da towuga salnan derrew okalýan termometr 170 ° F okaýança bişirmeli. Kekik spreýlerini aýyryň we taşlaň. Isleseňiz, çorbany hyzmat etmezden ozal sirke bilen sepiň.

2. Bu aralykda, uly gazanda, karam we sarymsagy 10 minut töweregi ýapmak üçin ýa-da gaty ýumşak bolýança

gaýnag suwda bişirmeli. Kelem we sarymsagy we 2 nahar çemçesi nahar suwuklygyny süzüň. Kelem we ätiýaçlandyrylan nahar suwuklygyny iýmit prosessoryna ýa-da uly garyşyk gaba goýuň. Smoothumşak * ýa-da kartoşka ýuwujy bilen püresi; dadyp görmek üçin 2 nahar çemçesi zeýtun ýagyny we möwsümi ak burç bilen garmaly. Hyzmat etmäge taýyn bolýançaňyz ýyly boluň.

3. Asparagusy bir gatlakda çörek bişirilýän ýere goýuň. 2 çaý çemçesi zeýtun ýagy bilen ýapyň we gapagyny ýapyň. Gara burç sepiň. Takmynan 400 ° F peçde. Bir gezek garyşdyryp, 8 minut bişirmeli.

4. Parçalanan karamy alty tabagyň arasynda bölüň. Towuk, kömelek we leňňäni üstünde goýuň. Käbir suwuklygyň üstünden damja; gowrulan asparagus bilen hyzmat etdi.

* Bellik: Iýmit prosessoryny ulanýan bolsaňyz, ätiýaçdan ägä boluň, ýogsa karam gaty inçe bolar.

TAÝ STILINDÄKI TOWUK ÇORBASY

TAÝÝARLYK:30 minut doňdurma: 20 minut bişirmek: 50 minut taýýarlyk: 4-6 nahar

TAMARIND SAZLY, TURŞ MIWESIDIRHINDI, TAÝ WE MEKSIKA NAHARLARYNDA ULANYLÝAR. SÖWDA BILEN ÖNDÜRILEN TAMDYR PASTALARYNYŇ KÖPÜSINDE ŞEKER BAR - ÝOK ÖNÜMI HÖKMAN SATYN ALYŇ. KAFFIR HEK ÝAPRAKLARYNY AZIÝANYŇ BAZARLARYNYŇ KÖPÜSINDE TÄZE, DOŇDURYLAN WE GURADYLAN GÖRNÜŞDE TAPYP BOLÝAR. OLARY TAPYP BILMESEŇIZ, BU RESEPTDÄKI ÝAPRAKLARA 1½ ÇAÝ ÇEMÇESI INÇE KESILEN HEK ZESTINI ÇALŞYŇ.

- 2 sany limon oty, kesilen
- 2 nahar çemçesi arassalanmadyk kokos ýagy
- ½ käse inçejik dilimlenen käseler
- Inçe dilimlenen 3 sany sarymsak gyrgysy
- 8 käse towuk süňk çorbasy (ser_resept_) ýa-da duzsyz towuk çorbasy
- ¼ käse tamdyr pastasy goşuldy (Tamicon markasy ýaly)
- 2 nahar çemçesi nori flak
- Tohumlary kesilen, inçe dilimlenen 3 sany täze taý çili (ser_şarat_)
- 3 kafir hek ýapragy
- 1 3 dýuým zynjyr bölegi, inçejik dilimlenen
- 4 unsiýaly derisiz, süňksiz towuk göwüsiniň ýarysy
- 1 14.5 oz duzlanmadyk otda gowrulan dogralan pomidor bolup biler
- 6 unsi inçe asparagus naýzalary, kesilen we inçe kesilen diagonally ½ dýuým böleklere bölünýär
- ½ käse gaplanan Taý reyhan ýapraklary (ser_bellik_)

1. Limon baldagyny pyçagyň arkasy bilen köp basyş bilen sürtüň. Gök baldaklary inçejik edip kesiň.

2. Kokos ýagyny orta otda bir peçde gyzdyryň. Limon we sogan goşuň; Oftenygy-ýygydan bulaşdyryp, 8-10 minut

bişirmeli. Sarymsak goşuň; 2-3 minut bişirmeli ýa-da gaty hoşboý ysly bolýança garmaly.

3. Towuk ätiýaçlygy, tamdyr pastasy, nori sogan, çili, hek ýapraklary we zynjyr goşuň. Gaýnadyň; gyzgyny peseldýär. Gaplaň we 40 minut gaýnadyň.

4. Bu aralykda, towugy 20-30 minut ýa-da berk bolýança doňduryň. Towugy inçejik dilimläň.

5. Çorbany inçejik eliň üsti bilen uly gazana süzüň we tagamlary çykarmak üçin uly çemçeň arkasy bilen basyň. Gaty jisimleri taşlaň. Çorbany gaýnadyň. Towuk, guradylan pomidor, asparagus we reyhan bilen garmaly. Gyzzyrmany azaltmak; 2-3 minutlap ýa-da towuk bişýänçä gaýnadyň. Derrew hyzmat et.

LIMON WE ADATY GOWRULAN TOWUK ENDIW BILEN

TAÝÝARLYK: 15 minut bişirmek: 55 minut durmak: 5 minut taýýar: 4 nahar

LIMON DILIMLERI WE ADATY ÝAPRAKLAR TOWUGYŇ DERISINIŇ AŞAGYNA ÝERLEŞDIRILENDE, ETI GOWRULANDA TAGAM BERÝÄRIS - PEÇDEN ÇYKARANYMYZDAN SOŇ, ÇIŞIKLI, AÇ-AÇAN DERINIŇ AŞAGYNDA ÖZBOLUŞLY NAGYŞLAR DÖREDÝÄRIS.

- 4 süňkli towuk göwsi (deri bilen)
- 1 limon, gaty inçe dilimlenen
- 4 sany uly adaty ýaprak
- 2 çaý çemçesi zeýtun ýagy
- 2 nahar Ortaýer deňziniň ýakymly yslary (ser resept)
- As çaý çemçesi gara burç
- 2 nahar çemçesi goşmaça bakja zeýtun ýagy
- 2 sany kesilen
- 2 sany sarymsak gaby, dogralan
- 4 kellesi şüweleň, ýarym uzynlykda kesilýär

1. Peçini 400 ° F çenli gyzdyryň. Derini skalpel ulanyp, iki göwüsden gaty seresaplylyk bilen aýyryň we bir gapdalynda goýuň. Her döşüň etine 2 limon dilimini we 1 adaty ýapragy goýuň. Derini ýuwaşlyk bilen yzyna çekiň we ony goramak üçin ýumşak basyş ediň.

2. Towugy ýalpak gazanda ýerleşdiriň. Towugy 2 çaý çemçesi zeýtun ýagy bilen çotuň; Ortaýer deňziniň tagamy we ¼ çaý çemçesi burç sepiň. Takmynan 55 minutlap ýa-da deriniň goňur we çişik bolýança we towuga salnan derrew okalýan termometr 170 ° F okaýança bişiriň. Towuk hyzmat etmezden ozal 10 minut dynç alsyn.

3. Bu aralykda, 2 nahar çemçesi zeýtun ýagyny orta otda uly skletde gyzdyryň. Çekişleri goşuň; takmynan 2 minut bişirmeli ýa-da aç-açan bolýança bişirmeli. Endiwini galan ¼ çaý çemçesi burç bilen sepiň. Gazana sarymsak goşuň. Endiwini gazana goýuň, ýarym kesiň. Takmynan 5 minut bişirmeli ýa-da gyzarýança bişirmeli. Endwi seresaplyk bilen öwüriň; ýene 2-3 minut bişirmeli ýa-da ýumşaýança bişirmeli. Towuk bilen hyzmat et.

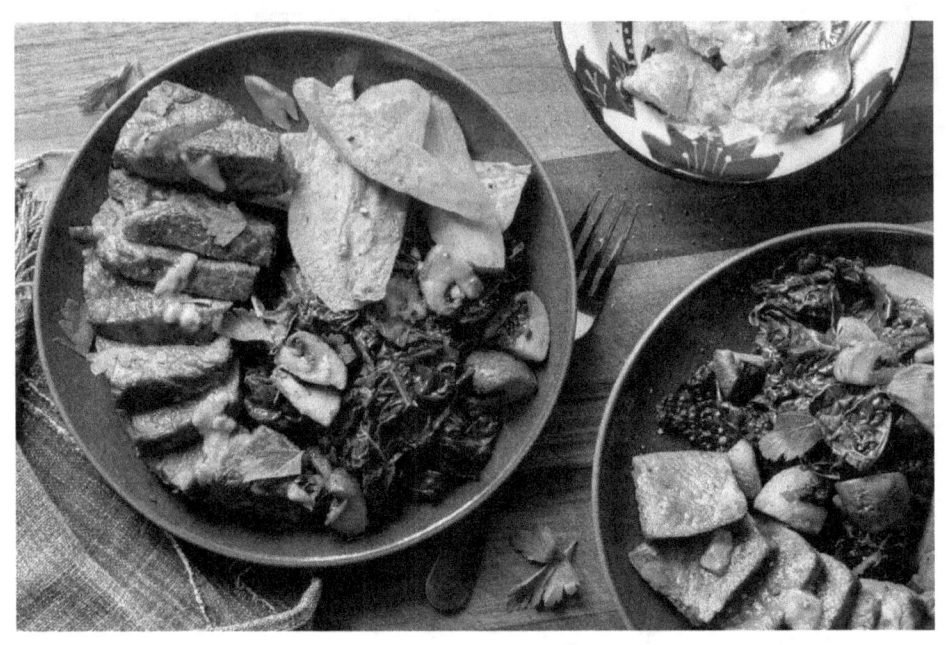

GYZYL SOGAN, SUW SAKLAÝJY WE TURP BILEN TOWUK

TAÝÝARLYK:20 minut bişirmek: 8 minut bişirmek: 30 minut taýýarlyk: 4 nahar

TURP BIŞIRMEK GEŇ GÖRÜNSE-DE, BU ÝERDE ZORDAN BIŞIRÝÄRLER - DIŇE BURÇ BURÇLARYNY ÝUMŞATMAK WE BIRAZ ÝUMŞATMAK ÜÇIN ÝETERLIK.

3 nahar çemçesi zeýtun ýagy

4 10-12 unsiýa süňkli towuk göwüsleri (deri bilen)

1 nahar çemçesi limon ysly (ser resept)

¾ käse dogralan sogan

6 turp inçejik dilimlenýär

¼ çemçe gara burç

½ käse gury ak vermut ýa-da gury ak şerap

⅓ käse kawaý kremi (ser resept)

1 topar suw howdany, kesilen, takmynan kesilen

1 nahar çemçesi dogralan täze ukrop

1. Peçini 350 ° F çenli gyzdyryň. Zeýtun ýagyny orta ýokary otda uly skletde gyzdyryň. Towugy gury kagyz polotensasy bilen guradyň. Towuk göwüsiniň derisini 4-5 minutlap ýa-da derisi altyn goňur we çişýänçä gowurmaly. Towugy öwüriň; takmynan 4 minut bişirmeli ýa-da gyzarýança bişirmeli. Towuk göwüsleriniň derisini bir ýalpak gazanda goýuň. Towugy limon görnüşi bilen sepiň. Takmynan 30 minut bişirmeli ýa-da towuga salnan derrew okalýan termometr 170 ° F okaýança bişirmeli.

2. Bu wagt, gazanyň damjasyndan 1 nahar çemçesinden başga hemmesini döküň; tabany gyzdyrmak üçin gaýdyp geliň. Sogan we turp goşuň; takmynan 3 minut bişirmeli ýa-da

sogan sogan bolýança bişirmeli. Burç sepiň. Wermut goşuň we goňur bölekleri gyrmak üçin garmaly. Gaýnadyň; azaldylýança we biraz galyňlaşýança bişirmeli. Kawa kremini garmaly; gaýnadyň. Gazany otdan çykaryň; suw howdany we ukrop goşuň, suw ýuwýança ýuwaşja garmaly. Çörek bişirilen gapda ýygnan towuk çorbasyny garmaly.

3. Gyzyl sogan sogan garyndysyny dört tabaga bölüň; towuk

TOWUK TIKKA MASALA

TAÝÝARLYK:30 minut marinasiýa: 4-6 sagat bişirmek: 15 minut bişirmek: 8 minut taýýarlyk: 4 nahar

BU, IŇ MEŞHUR HINDI TAGAMYNDAN YLHAM ALÝARASLA HINDISTANDA DÄL-DE, ANGLIÝADAKY HINDI RESTORANYNDA ÖNDÜRILDI. ADATY TOWUK TIKKA MASALA GÖRÄ, TOWUK GATYKDA MARINADLANÝAR WE SOŇRA KREM BILEN SEPILEN ÝAKYMLY POMIDOR SOUSUNDA BIŞIRILÝÄR. SOUSUŇ TAGAMYNY ÝITIRMEK ÜÇIN SÜÝT ÝOK, BU WERSIÝANYŇ AÝRATYN ARASSA TAGAMY BAR. TÜWINIŇ ÝERINE ÇIŞIK NAHAR IÝMELI.

1½ funt derisiz, süňksiz towuk budy ýa-da towuk göwsi

¾ käse tebigy kokos süýdüni (Tebigatyň ýoly ýaly)

6 sany sarymsak ýorunja, dogralan

1 nahar çemçesi grated täze zynjyr

1 nahar çemçesi

1 nahar çemçesi

1 çaý çemçesi ýer kimini

¼ çemçe ýer kartoşkasy

4 nahar çemçesi arassalanan kokos ýagy

1 käse dogralan käşir

1 içe dilimlenen selderýa

½ käse dogralan sogan

2 jalapeño ýa-da serrano çile, tohumly (zerur bolsa) we dogralan (seryşarat)

1 14.5 oz duzlanmadyk otda gowrulan dogralan pomidor bolup biler

1 unsiýa duzlanmadyk ketçup edip biler

1 çaý çemçesi duzlanmadyk garam masala

3 sany orta otag

As çaý çemçesi gara burç

Täze koriander ýapraklary

1. Towuk budlaryny ulanýan bolsaňyz, her budy üç bölege bölüň. Towuk göwüsiniň ýarysyny ulanýan bolsaňyz, her döşüň ýarysyny 2 dýuým böleklere bölüň, has galyň böleklerini keseligine kesip, inçe etmek üçin. Towugy uly satylýan plastik halta salyň; bir gapdala goý, äsgermezlik et. Marinad üçin kiçijik käse ½ stakan kokos süýdüni, sarymsagy, zynjyry, koriander, paprika, kimyon we kardony birleşdiriň. Marinady sumkadaky towugyň üstüne guýuň. Torbany ýapyň we towugy örtmek üçin öwrüliň. Torbany orta tabaga salyň; sumkany wagtal-wagtal öwrüp, 4-6 sagat sowadyjyda marinat ediň.

2. Grili gyzdyryň. 2 nahar çemçesi kokos ýagyny orta otda uly skletde gyzdyryň. Käşir, selderýa we sogan; 6-8 minut bişirmeli ýa-da gök önümler ýumşak bolýança, wagtal-wagtal bulamaly. Jalapeños goşuň; ýene 1 minut bişirmeli we garmaly. Pomidor we pomidor sousyny goşuň. Gaýnadyň; gyzgyny peseldýär. 5 minut töweregi ýa-da sous birneme galyňlaşýança gaýnadyň.

3. Towugy süzüň we marinada guýuň. Towuk böleklerini bir gatda gyzdyrylmadyk panjara salyň. 5-10 dýuým otdan 8-10 minut gaýnadyň ýa-da towuk gülgüne bolýança bişiriň. Bişirilen towuk böleklerini we galan ¼ käse kokos süýdüni gazanyň pomidor garyndysyna goşuň. 1-2 minut bişirmeli ýa-da gyzýança bişirmeli. Heatylylykdan aýyryň; garam masala garmaly.

4. Zeriniň ujuny kesiň. Köýnegi Julienne kesiji bilen uzyn we inçe zolaklara bölüň. Galan 2 nahar çemçesi kokos ýagyny orta ýokary otda artykmaç skilletde gyzdyryň. Zakar

zolaklary we gara burç goşuň. 2-3 minut bişirmeli ýa-da nahar gysga we ýumşak bolýança garmaly.

5. Hyzmat etmek üçin nahar dört tabagyň arasynda bölüň. Towuk garyndysy bilen ýokarsy. Koriander ýapraklary bilen bezeliň.

RAS EL HANOUT TOWUK BUDLARY

TAÝÝARLYK:20 minut bişirmek: 40 minut: 4 nahar

RAS EL HANOUT ÇYLŞYRYMLYWE EKZOTIK MAROKKANYŇ ÝAKYMLY YSLY GARYNDYSY. BU SÖZ ARAP DILINDE "DÜKANYŇ BAŞLYGY" DIÝMEKDIR, BU YSLY SATYJYNYŇ HÖDÜRLEÝÄN IŇ GOWY YSLY ZATLARYNYŇ ÖZBOLUŞLY GARYNDYSYDYGYNY GÖRKEZÝÄR. RAS EL HANOUT ÜÇIN KESGITLENEN RESEPT ÝOK, ÝÖNE KÖPLENÇ ZYNJYR, ANIS, DARÇYN, HOZ, BURÇ, ÝORUNJA, KARDOM, GURADYLAN GÜLLER (LAWANTA WE GÜL ÝALY), NIGELLA, KRUJKA, GALANGAL WE ZERDEÇINIŇ GARYNDYSYNY ÖZ IÇINE ALÝAR.

- 1 nahar çemçesi ýer kimyon
- 2 çaý çemçesi ýer zynjyry
- 1½ çaý çemçesi gara burç
- 1½ çaý çemçesi ýer darçyny
- 1 nahar çemçesi
- 1 çaý çemçesi kaýen burç
- 1 çaý çemçesi ýer burç
- ½ çaý çemçesi ýer ýorunjalary
- ¼ çemçe ýer hozy
- 1 çaý çemçesi safran (islege görä)
- 4 nahar çemçesi arassalanmadyk kokos ýagy
- 8 süňkli towuk budlary
- 1 8 unsiýa paket täze kömelek, dilimlenen
- 1 käse dogralan sogan
- 1 käse dogralan gyzyl, sary ýa-da ýaşyl süýji burç (1 uly)
- 4 Roma pomidorlary, tohumly, reňkli we dogralan
- 4 sany sarymsak ýorunja, dogralan
- 2 13.5 unsiýa tebigy kokos süýdüni (Tebigatyň ýoly ýaly) bankalar
- 3-4 nahar çemçesi täze hek suwy
- ¼ käse inçejik dogralan täze koriander

1. "ras el hanout" üçin kimyon, zynjyr, gara burç, darçyn, koriander, kaýna burç, sogan, ýorunja, hoz, we isleseňiz, safrany orta gazanda ýa-da ownuk tabakda birleşdiriň. Gowy garmak üçin spatula ýa-da çemçe bilen garmaly. Bir gapdala goýduň, äsgermezlik edýärsiň.

2. Orta naharda goşmaça uly skeletde 2 nahar çemçesi kokos ýagyny gyzdyryň. Towuk budlaryny 1 nahar çemçesi ras el hanout bilen sepiň. Gazana towuk goşuň; 5-6 minut bişirmeli ýa-da gyzarýança bişirmeli, ýarym gezek bir gezek bişirmeli. Towugy gazandan çykaryň; ýyly saklaň.

3. Şol bir gazanda galan 2 nahar çemçesi kokos ýagyny orta otda gyzdyryň. Kömelek, sogan, burç, pomidor we sarymsak goşuň. 5 minut töweregi bişirmeli ýa-da gök önümler ýumşaýança garmaly. Kokos süýdüni, hek suwuny we 1 nahar çemçesi ras el hanouty garmaly. Towugy tabaga gaýtaryň. Gaýnadyň; gyzgyny peseldýär. 30 minut töweregi ýa-da towuk ýumşaýança (175 ° F) gaýnadyň.

4. Towuklara, gök önümlere we souslara tabaklarda hyzmat ediň. Koriander bilen bezeliň.

Bellik: Galan Ras el Hanouty 1 aýa çenli möhürlenen gapda saklaň.

FARYLDYZ MIWESI ADOBO TOWUK BUDLARY BUGLY YSMANAGYŇ ÜSTÜNDEN

TAÝÝARLYK: 40 minut marinasiýa: 4-8 sagat nahar bişirmek: 45 minut taýýarlyk: 4 nahar

GEREK BOLSA TOWUGY GURADYŇGAZANDA GOWURMAZDAN OZAL, MARINADDAN ÇYKANDAN SOŇ KAGYZ POLOTENSASY BILEN. ETIŇ ÜSTÜNDE GALAN SUWUKLYK GYZGYN ÝAGYŇ IÇINE SEPILÝÄR.

Süňkli towuk budlary (1½2 funt), derisi
¾ käse ak ýa-da alma sirkesi
¾ käse täze apelsin suwy
½ käse suw
¼ käse dogralan sogan
¼ käse dogralan täze silantro
4 sany sarymsak ýorunja, dogralan
As çaý çemçesi gara burç
1 nahar çemçesi zeýtun ýagy
1 ýyldyz miwesi (karambola), dilimlenen
1 käse towuk süňk çorbasy (ser resept) ýa-da duzsyz towuk çorbasy
Täze ysmanak ýapraklaryndan 2 unsiýa paket
Täze koriander ýapraklary (islege görä)

1. Towugy poslamaýan polatdan ýa-da emal Gollandiýa peçine salyň; bir gapdala goý, äsgermezlik et. Sirke, apelsin şiresi, suw, sogan, ¼ käse dogralan silantro, sarymsak we burç orta gaba birleşdiriň; towugyň üstüne guý. 4-8 sagatlap sowadyjyda marinat etmek üçin ýapyň we goýuň.

2. Towuk garyndysyny orta ýokary otda Gollandiýa peçinde gaýnadyň; gyzgyny peseldýär. 35-40 minutlap ýa-da towuk gülgüne bolýança (175 ° F) ýapyň we gowurmaly.

3. mediumagy orta ýokary otda goşmaça uly gazanda gyzdyryň. Dişleri ulanyp, towugy Gollandiýa peçinden çykaryň, suwy ýuwaşlyk bilen silkläň; ätiýaçlyk suwuklyk. Towugy hemme tarapa gowurmaly, köplenç goňur deň bolýar.

4. Bu aralykda, sous üçin bişirilýän suwuklygy süzüň; gaýyk peçine gaýdyp geliň. Geliň, gaýnadyň. Biraz azaltmak we galyňlaşdyrmak üçin takmynan 4 minut gaýnadyň; ýyldyz miwesini goşmak; ýene 1 minut gaýnatmaly. Towugy Gollandiýa peçindäki sousa gaýtaryň. Heatylylykdan aýyryň; ýyly bolmak üçin gapak.

5. Tagtany süpüriň. Towuk goruny gazana guýuň. Orta ýokary otda gaýnadyň; ysmanakda garmaly. Gyzzyrmany azaltmak; 1-2 minut bişirmeli ýa-da ysmanak ýaňy süpürilýänçä, yzygiderli garmaly. Ysmanagy çemçe bilen bir tabaga geçiriň. Towuk we sous bilen ýokarsy. Isleseňiz, koriander ýapraklaryna sepiň.

CHIPOTLE MAYO TOWUK POBLANO KELEM TACOS

TAÝÝARLYK:25 minut bişirmek: 40 minut taýýarlyk: 4 nahar

BU BULAŞYK, ÝÖNE TAGAMLY TAKOSLARA HYZMAT EDIŇ NAHAR IÝIP OTYRKAŇYZ, KELEM ÝAPRAGYNDAN DÜŞÝÄN DOLDURGYÇLARY ÝOK ETMEK ÜÇIN VILKA BILEN.

1 nahar çemçesi zeýtun ýagy

2 sany poblano çile, tohumly (zerur bolsa) we dogralan (ser<u>yşarat</u>)

½ käse dogralan sogan

3 sany sarymsak ýorunja, dogralan

1 nahar çemçesi duzsyz çili tozy

2 çaý çemçesi ýer kimyon

As çaý çemçesi gara burç

1 unsiýa duzlanmadyk ketçup edip biler

¾ käse towuk süňk çorbasy (ser<u>resept</u>) ýa-da duzsyz towuk çorbasy

1 çaý çemçesi guradylan Meksika oregano, ezildi

1-den 1,5 kilo derisiz, süňksiz towuk budlary

10-12 orta ýa-da uly kelem ýapraklary

Çipotl Paleo Maýo (ser<u>resept</u>)

1. Peçini 350 ° F çenli gyzdyryň. Oilagy orta, ýokary otda uly, taýak däl gowurmakda gyzdyryň. Poblano çile, sogan we sarymsak goşuň; bişirmeli we 2 minut garmaly. Çili tozy, kimyon we gara burç bilen garmaly; ýene 1 minut bişirmeli we garmaly (ysly zatlaryň ýanmazlygy üçin zerur bolsa ýylylygy azaldyň).

2. Gazana ketçup, towuk ätiýaçlygy we oregano goşuň. Geliň, gaýnadyň. Towuk budlaryny pomidor garyndysyna seresaplyk bilen ýerleşdiriň. Gazany gapak bilen ýapyň.

Takmynan 40 minut bişirmeli ýa-da towuk ýumşaýança (175 ° F), ýarym öwrüp bişirmeli.

3. Towugy gazandan çykaryň; azajyk sowadyň. Towuk göwüsini iki çeňňek bilen dişlemeli böleklere bölüň. Parçalanan towugy pomidor garyndysy bilen bir tabaga garmaly.

4. Hyzmat etmek üçin, towuk garyndysyny kelem ýapraklaryna çemçe; Çipotle Paleo Maýo bilen birinji orunda.

ÇAGA KÄŞIRI WE BOK ÇOÝ BILEN TOWUK STEWI

TAÝÝARLYK:15 minut bişirmek: 24 minut durmak: 2 minut taýýarlyk: 4 nahar

ÇAGA BOK ÇAÝY ÖRÄN TAGAMLYWE BIR URGYDA GYZYP BILER. ÇIŞIKLI WE TÄZE BOLMAGY ÜÇIN - SÜPÜRILMEDIK WE SOGAN DÄL - STEWI GYZGYN GAZANDA (OTDAN) HYZMAT ETMEZDEN 2 MINUTDAN KÖP WAGTLAP BUGLAMALY.

- 2 nahar çemçesi zeýtun ýagy
- 1 leňňe, dilimlenen (ak we açyk ýaşyl bölekler)
- 4 käse towuk süňk çorbasy (ser<u>resept</u>) ýa-da duzsyz towuk çorbasy
- 1 käse gury ak şerap
- 1 nahar çemçesi Dijon gorçisa (ser<u>resept</u>)
- As çaý çemçesi gara burç
- 1 sany täze kekik
- 1 dýuým böleklere bölünen 1¼ funt derisiz, süňksiz towuk budlary
- Üsti bilen gabykly, gabykly, kesilen we uzynlygy ýarym ýa-da 2 sany orta käşir, ýarym käşir çaga käşir
- 2 çaý çemçesi inçe grated limon zesti (bir gapdalda)
- 1 nahar çemçesi täze limon suwy
- 2 kelle çaga bok choy
- ½ çemçe dogralan täze kekik

1. 1 nahar çemçesi zeýtun ýagyny uly otda orta otda gyzdyryň. Soganlary gyzgyn ýagda 3-4 minut ýa-da süzülýänçä gowurmaly. Towuk çorbasy, çakyr, Dijon gorçisa, ¼ çaý çemçesi burç we kekik soganlaryny goşuň. Gaýnadyň; gyzgyny peseldýär. 10-12 minut bişirmeli ýa-da suwuklyk üçden bir azalýança bişirmeli. Kekiniň spigini taşlaň.

2. Bu aralykda, Gollandiýa peçinde galan 1 nahar çemçesi zeýtun ýagyny orta ýokary otda gyzdyryň. Towugy galan

¼ çaý çemçesi burç bilen sepiň. Gyzgyn ýagda 3 minut töweregi gowurmaly ýa-da gyzarýança, wagtal-wagtal garmaly. Zerur bolsa, ýagy süzüň. Gazanyň içine ätiýaçlyk garyndysyny seresaplyk bilen goşuň, goňur bölekleri döwüň; käşir goşuň. Gaýnadyň; gyzgyny peseldýär. 8-10 minut ýa-da käşir ýumşak bolýança gaýnadyň. Limon suwuny garmaly. Bok çaýyny ýarym uzynlykda kesiň. (Bok choy kelleleri uly bolsa, olary kwartallara bölüň.) Bok çaýyny towugyň üstünde bir tabaga goýuň. Heatylylygy ýapyň we aýyryň; 2 minut goýuň.

3. Nahary ýalpak tabaklara salyň. Limon zestine we dilimlenen kekine sepiň.

KAWA-MÄMIŞI TOWUK WE BURÇ SALADY

BAŞYNDAN AHYRYNA ÇENLI: 45 minut: 4-6 nahar

IKI GÖRNÜŞI TAPARSYŇYZTEKJELERDÄKI KOKOS ÝAGY - ARASSALANAN WE GOŞMAÇA GYZ, ÝA-DA ARASSALANMADYK. ADYNDAN GÖRNÜŞI ÝALY, GOŞMAÇA BAKJA KOKOS ÝAGY TÄZE, ÇIG KOKOSYŇ ILKINJI BASYLMAGYNDAN GELÝÄR. ELMYDAMA ORTA WE ORTA ÝOKARY OTDA BIŞIRMEK HAS GOWUDYR. ARASSALANAN KOKOS ÝAGYNYŇ TÜSSE NOKADY HAS ÝOKARY, ŞONUŇ ÜÇIN ONY DIŇE ÝOKARY TEMPERATURADA BIŞIRILENDE ULANYŇ.

1 nahar çemçesi arassalanan kokos ýagy

1½2 kilo derisiz, süňksiz towuk budlary, inçe zolaklara bölünýär

Tohumly we inçe zolaklara laýyk kesilen 3 sany gyzyl, mämişi we / ýa-da sary jaň burçlary

1 gyzyl sogan, ýarym uzynlykda kesilen we inçe dilimlenen

1 nahar çemçe inçe grated apelsin gabygy (bir gapdalda)

½ käse täze mämişi suwy

1 nahar çemçesi dogralan täze zynjyr

3 sany sarymsak ýorunja, dogralan

1 stakan duzlanmadyk çig kawaý, tostlanan we takmynan dogralan (ser şarat)

½ käse dilimlenen ýaşyl sogan (4)

8-10 ýag ýa-da aýsberg salat ýapragy

1. Kokos ýagyny ýokary otda ýa-da uly gazanda gyzdyryň. Towuk goşuň; bişirmeli we 2 minut garmaly. Burç we sogan; 2-3 minut bişirmeli ýa-da gök önümler ýumşap başlaýança garmaly. Towuk we gök önümleri wokdan aýyryň; ýyly saklaň.

2. Kagyzy polotensa bilen süpüriň. Tohana mämişi suwuny goşuň. Takmynan 3 minut bişirmeli ýa-da şireler gaýnap, azajyk azaldyň. Zynjyr we sarymsak goşuň. 1 minut bişirmeli we garmaly. Towuk burç garyndysyny tokga gaýtaryň. Mämişi gabygyny, kawaý hozy we gyzyl sogan bilen garmaly. Salat ýapraklarynda gowrulan hyzmat ediň.

WÝETNAMLY KOKOS LIMON TOWUGY

BAŞYNDAN AHYRYNA ÇENLI:30 minutlyk taýýarlyk: 4 nahar

BU ÇALT KOKOS KÖRIKESIP BAŞLANYŇYZDAN BAŞLAP, 30 MINUTDA STOLUŇ ÜSTÜNDE BOLUP, DYNÇ GÜNLERI ÜÇIN IŇ OŇAT NAHAR EDIP BILERSIŇIZ.

1 nahar çemçesi arassalanmadyk kokos ýagy

4 sany limon oty (diňe ýeňil bölekler)

1 3.2 unsiýa paket oyster kömelegi, dogralan

1 sany uly gyzyl sogan, inçe kesilen, halkalar ýarym kesilen

1 täze jalapeño, tohumly we dogralan (serýşarat)

2 nahar çemçesi ownuk täze zynjyr

3 sany sarymsak, inçe kesilen

1½ funt derisiz, süňksiz towuk budlary, inçe dilimlenip, dişlenýän böleklere bölünýär

½ käse tebigy kokos süýdü (Tebigatyň ýoly ýaly)

½ käse towuk süňk çorbasy (ser resept) ýa-da duzsyz towuk çorbasy

1 nahar çemçesi duzsyz gyzyl köri tozy

As çaý çemçesi gara burç

½ käse dogralan täze reyhan ýapraklary

2 nahar çemçesi täze hek şiresi

Süýjedilmedik bölek kokos (islege görä)

1. Kokos ýagyny orta otda goşmaça uly gazanda gyzdyryň. Limon goşuň; bişirmeli we 1 minut garmaly. Kömelek, sogan, jalapeno, zynjyr we sarymsak goşuň; 2 minut bişirmeli ýa-da sogan ýumşaýança garmaly. Towuk goşuň; takmynan 3 minut bişirmeli ýa-da towuk bişýänçä bişirmeli.

2. Kokos süýdüni, towuk süňküniň çorbasyny, köri poroşokyny we gara burçuny ownuk gaba garmaly. Tohana towuk garyndysyny goşuň; 1 minut bişirmeli ýa-

da suwuklyk biraz galyňlaşýança bişirmeli. Heatylylykdan aýyryň; täze reyhan we hek suwuny garmaly. Isleseňiz, ownuk kokos sepiň.

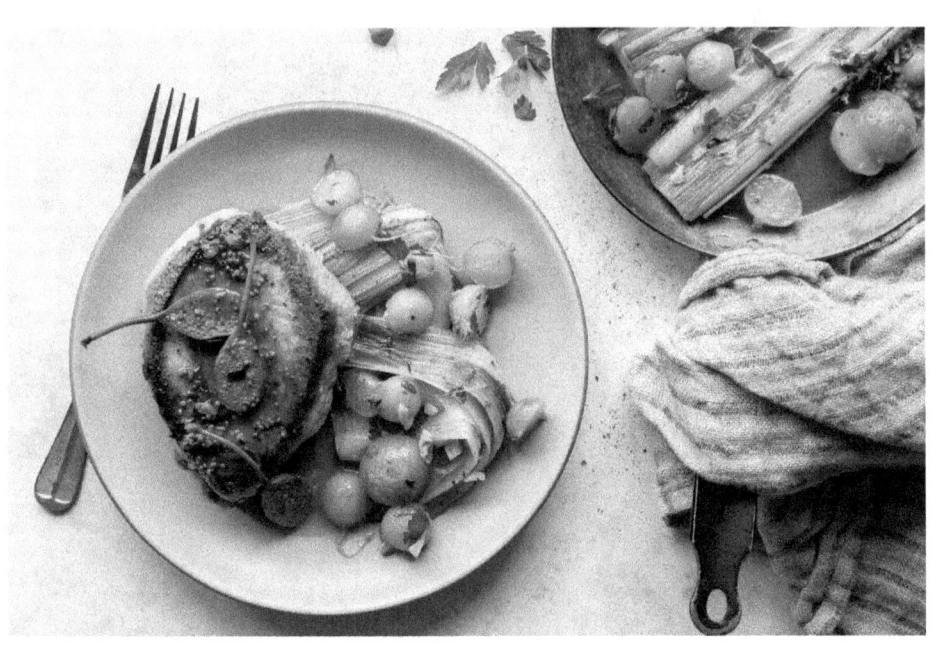

TAÝÝARLANAN TOWUK WE ALMA ESKAROL SALADY

TAÝÝARLYK:30 minut gril: 12 minut: 4 nahar

HAS SÜÝJI ALMA ISLESEŇIZ,BAL ÇIŞLERI BILEN GIDÝÄR. ALMA ALMANY HALAÝAN BOLSAŇYZ, GRANNY SMIT ULANYŇ ÝA-DA DEŇAGRAMLYLYK ÜÇIN IKISINIŇ KOMBINASIÝASYNY SYNAP GÖRÜŇ.

3 sany orta bal ary ýa-da Granny Smith alma

4 çaý çemçesi goşmaça bakja zeýtun ýagy

½ käse inçejik dogralan çorbalar

2 nahar çemçesi dogralan täze petruşka

1 nahar çemçesi guş tagamy

3-4 sany eskarol kellesi

1 kilo dogralan towuk ýa-da hindi towugy

⅓ käse dogralan tostlanan hoz *

Classic nusgawy fransuz winaigrette käsesi (ser<u>resept</u>)

1. Almanyň gabygyny we ýadrosyny. 1 almany gabyň we kesiň. 1 çaý çemçesi zeýtun ýagyny orta otda orta skilletde gyzdyryň. Dogralan alma we çorba goşuň; ýumşaýança bişirmeli. Petruşkany we guş tagamyny garmaly. Sowatmak üçin bir gapdalda goýuň.

2. Bu aralykda, galan 2 almany ýadro we dilimläň. Alma dilimleriniň kesilen tarapyny we galan zeýtun ýagy bilen eskarol ýuwuň. Towugy we sowadylan alma garyndysyny uly gaba birleşdiriň. Sekiz bölege bölüň; her bölegini 2 dýuým diametrli patta şekillendiriň.

3. Kömür panjara ýa-da gaz panjarasy üçin, orta otda towuk etlerini we alma dilimlerini göni panjara salyň. Griliň

ýarysyny bir gezek öwrüp, 10 minut ýapyň we panjara ýapyň. Eskarol goşuň, tarapyny kesiň. 2-den 4 minuta çenli örtüň ýa-da panjara ýa-da eskarol aç-açan gyzarýança, alma ýumşak, towuk eti ýumşak (165 ° F).

4. Eskarollary takmynan kesiň. Eskarollary dört jamyň arasynda bölüň. Towuk pattalaryny, alma dilimlerini we hozlary üstünde goýuň. Klassiki fransuz winaigrette bilen damja.

* Maslahat: Fizikleri tostlamak üçin, ojagy 350 ° F çenli gyzdyryň. Hozlary bir gatlakda ýalpak gazanda ýaýlaň. 8-10 minut bişirmeli ýa-da çalaja gyzarýança, bir gezek garmaly. Çörekleri azajyk sowadyň. Gyzgyn hozlary arassa çaý polotensasyna goýuň; derini boşatmak üçin polotensa bilen sürtüň.

TUSKAN TOWUK ÇORBASY

TAÝÝARLYK:15 minut bişirmek: 20 minut: 4-6 nahar

BIR NAHAR ÇEMÇESI PESTO- REYHAN ÝA-DA ARUGULA SAÝLAMAGYŇYZ - DUZSYZ GUŞ TAGAMY BILEN TAGAMLY BU TAGAMLY ÇORBA AJAÝYP TAGAM GOŞUŇ. KALE LENTALARYNY AÇYK ÝAŞYL SAKLAMAK WE MÜMKIN BOLDUGYÇA KÖP IÝMIT MADDALARY BILEN GAPLAMAK ÜÇIN, OLARY ÝUWULÝANÇA BIŞIRIŇ.

1 kilo ownuk towuk

2 nahar çemçesi duzlanmadyk guş tagamy

1 çaý çemçesi inçe grated limon gabygy

1 nahar çemçesi zeýtun ýagy

1 käse dogralan sogan

½ käse dogralan käşir

1 käse dogralan selderýa

4 sany sarymsak gaby, dilimlenen

4 käse towuk süňk çorbasy (ser<u>resept</u>) ýa-da duzsyz towuk çorbasy

1 14.5 unsiýa, guradylan otda gowrulan pomidor

1 topar Lacinato (Tuscan) kale, aýrylýar, zolaklara bölünýär

2 nahar çemçesi täze limon suwy

1 çaý çemçesi dogralan täze kekik

Bazil ýa-da arugula pesto (ser<u>reseptler</u>)

1. Towuk, guş tagamy we limon görnüşini orta gaba garmaly. Gowy garmaly.

2. Zeýtun ýagyny Gollandiýaly ojakda orta otda gyzdyryň. Towuk garyndysyny, sogan, käşir we selderini goşuň; 5-8 minut bişirmeli ýa-da towuk gülgüne bolýança, eti garyşdyrmak üçin agaç çemçe ulanyp, soňky 1 minutda sarymsak gabygyny goşuň. Towuk çorbasyny we pomidor

goşuň. Gaýnadyň; gyzgyny peseldýär. Gaplaň we 15 minut gaýnadyň. Kale, limon suwy we kekini garmaly. 5 minut töweregi ýa-da kale ýaňy ýuwulýança gaýnadyň.

3. Hyzmat etmek üçin çorbany çüýşelere we ýokarsyna reyhan ýa-da arugula pesto bilen çalyň.

TOWUK LARB

TAÝÝARLYK: 15 minut bişirmek: 8 minut sowatmak: 20 minut taýýarlyk: 4 nahar

MEŞHUR TAÝ TAGAMYNYŇ BU GÖRNÜŞI SALAT ÝAPRAKLARYNDA HÖDÜRLENÝÄN ÝOKARY TEJRIBELI TOWUK WE GÖK ÖNÜMLER, ADATÇA DÜZÜMINE GIRÝÄN ŞEKER, DUZ WE BALYK SOUSY (NATRINIŇ DÜZÜMINDE GATY KÖP) BOLMAZDAN AJAÝYP WE TAGAMLY BOLÝAR. SARYMSAK, TAÝ ÇILI, LIMON, HEK ZESTI, HEK ŞIRESI, NAN WE SILANTRO BILEN, ONY SYPDYRMAK ISLEMERSIŇIZ.

1 nahar çemçesi arassalanan kokos ýagy

2 funt ýer towugy (95% ýuka ýa-da ýer döşi)

8 uns kömelek, inçe kesilen

1 käse dogralan gyzyl sogan

1-2 Taý çili, tohumly we dogralan (serýşarat)

2 nahar çemçesi ownuk sarymsak

2 nahar çemçesi inçe kesilen limon oty *

¼ nahar çemçesi

¼ çemçe gara burç

1 nahar çemçesi inçe grated hek gabygy

½ käse täze hek şiresi

⅓ käse berk gaplanan täze nan ýapraklary, dogralan

⅓ käse gaty gaplanan täze silantro, dogralan

1 kellesi aýsberg, ýapraklara kesilen

1. Kokos ýagyny orta ýokary otda goşmaça uly gazanda gyzdyryň. Towuk, kömelek, sogan, çili, sarymsak, limon, ýorunja we gara burç goşuň. 8-10 minut bişirmeli ýa-da towuk ýumşak bolýança, eti döwmek üçin agaç çemçe bilen garmaly. Gerek bolsa suw guýuň. Towuk garyndysyny goşmaça uly tabaga geçiriň. 20 minut

töweregi sowadyň ýa-da otag temperaturasyndan birneme ýyly bolýança, wagtal-wagtal garyşdyryň.

2. Towuk garyndysyna hek şiresi, hek şiresi, nan we koriander garmaly. Salat ýapraklarynda hyzmat ediň.

* Maslahat: Limon otuny taýýarlamak üçin ýiti pyçak gerek bolar. Magistraldan agaç baldagyny we ösümligiň ýokarsyndaky gaty ýaşyl ýapraklary kesiň. Iki gaty daşky gatlagy aýryň. Uzynlygy 6 dýuým we açyk sary-ak reňkli limon bölejigini alyň. Baldagy keseligine ýarym kesiň, soňra her ýarysyny ýene ýarym kesiň. Baldagyň her çärýegini gaty inçe dilimläň.

SZÉLESUDIO SOUSY BILEN TOWUK BURGERLERI

TAÝÝARLYK:30 minut bişirmek: 5 minut gril: 14 minut: 4 nahar

HEATINGYLADYŞ ARKALY ÖNDÜRILÝÄN ÇILI ÝAGYEZILEN GYZYL BURÇLY ZEÝTUN ÝAGYNY BAŞGA ÝOLLAR BILEN HEM ULANYP BOLÝAR. TÄZE GÖK ÖNÜMLERI BUGLAMAK ÝA-DA BIŞIRMEZDEN OZAL ÇILI ÝAGY BILEN SÜRTMEK ÜÇIN ULANYŇ.

- 2 nahar çemçesi zeýtun ýagy
- ¼ çaý çemçesi ezilen gyzyl burç
- 2 stakan çig kawaý, gowrulan (seryşarat)
- ¼ käse zeýtun ýagy
- ½ käse grated garaguş
- ¼ käse inçejik dogralan çaýlar
- 2 sany sarymsak gaby, dogralan
- 2 çaý çemçesi inçe grated limon gabygy
- 2 nahar çemçe täze zynjyr
- 1 kilo dogralan towuk ýa-da hindi towugy

SEÇWANI KAWA SOUSY

- 1 nahar çemçesi zeýtun ýagy
- 2 nahar çemçesi inçejik dogralan çorbalar
- 1 nahar çemçesi grated täze zynjyr
- 1 nahar hytaý bäş sany ysly poroşok
- 1 çaý çemçesi täze hek suwy
- 4 ýaşyl ýaprak ýa-da ýagly salat

1. Çili ýagy üçin zeýtun ýagyny we ezilen gyzyl burçuny ownuk gazanda birleşdiriň. Pes otda 5 minut gyzdyryň. Heatylylykdan aýyryň; salkyn bolsun.

2. Kawaý ýagy üçin, kawaýlary we 1 nahar çemçesi zeýtun ýagyny blenderde goýuň. Creamapýan we kremli bolýança

garyşdyryň, zerur bolanda gapdallaryny gyrmaň we ähli ¼ käse ulanylýança we ýag gaty ýumşak bolýança bir gezekde 1 nahar çemçesi goşmaça zeýtun ýagyny goşuň; bir gapdala goý, äsgermezlik et.

3. Zakarini, çiwini, sarymsagy, limon görnüşini we 2 çaý çemçesi zynjyry uly gaba garmaly. Towuk towuk goşuň; gowy garmaly. Towuk garyndysyny dört ½ dýuým galyňlykda emele getiriň.

4. Kömür ýa-da gaz panjarasy bolan ýagdaýynda, otlary orta otda göni ýaglanan toruň üstünde goýuň. 14-16 minutlap ýa-da ýerine ýetirilýänçä (165 ° F) örtüň we panjara ýarym gezek bir gezek öwrüň.

5. Bu aralykda, sous üçin zeýtun ýagyny orta otda ownuk gazanda gyzdyryň. Sogan we 1 nahar çemçesi zynjyr goşuň; orta otda 2 minut bişirmeli ýa-da ýumşaýança. ½ käse kawaý ýagyny (galan kawaý ýagyny 1 hepdä çenli sowadyň), çili ýagy, hek şiresi we bäş sany hoşboý poroşok goşuň. Anotherene 2 minut bişirmeli. Otdan çykaryň.

6. Salat ýapraklaryna skonlary ýaýlaň. Sogan damjasy.

TÜRK TOWUGY

TAÝÝARLYK:25 minut durmak: 15 minut bişirmek: 8 minut: 4-6 nahar

"BAHARAT" DIŇE ARAP DILINDE "YSLY" DIÝMEKDIR.EASTERNAKYN GÜNDOGAR AŞHANASYNDA KÖPLENÇ BALYKLARA, GUŞLARA WE ETLERE SÜRTÜLEN ÝA-DA ZEÝTUN ÝAGY BILEN GARYLAN WE ÖSÜMLIK MARINADY HÖKMÜNDE ULANYLÝAN KÖPUGURLY YS. DARÇYN, KIMYON, KORIANDER, ÝORUNJA WE PAPRIKA ÝALY ÝYLY, SÜÝJI YSLY ZATLARYŇ BIRLEŞMEGI ONY HAS ÝAKYMLY EDÝÄR. GURADYLAN NANANY GOŞMAK TÜRK TÄSIRIDIR.

⅓ käse dogralan kükürtsiz guradylan erik

⅓ käse dogralan guradylan injir

1 nahar çemçesi arassalanmadyk kokos ýagy

1,5 funt towuk göwsi

3 käse dogralan leňňe (diňe ak we açyk ýaşyl bölekler) (3)

⅔ orta ýaşyl we / ýa-da gyzyl süýji burç, inçejik dilimlenen

2 nahar çemçesi ýakymly ysly zatlar (ser resept, aşakda)

2 sany sarymsak gaby, dogralan

1 käse dogralan, tohumly pomidor (2 orta)

Tohumly 1 käse dogralan hyýar (ýarym orta)

½ käse dogralan, gabykly, duzlanmadyk pisse, tostlanan (ser yşarat)

¼ käse dogralan täze nan

¼ käse dogralan täze petruşka

8-12 uly kelle ýag ýa-da Bibb salat

1. Erikleri we injirleri ownuk tabaga goýuň. ⅔ käse gaýnag suw goşuň; 15 minut goýuň. Halfarym käse suwuklygy saklap, suw guýuň.

2. Bu aralykda, kokos ýagyny orta otda goşmaça uly gazanda gyzdyryň. Towuk towuk goşuň; Eti döwmek üçin agaç

çemçe bilen garmaly we 3 minut bişirmeli. Leňňe, süýji burç, Baharat tagamy we sarymsak goşuň; 3 minut töweregi bişirmeli ýa-da towuk gutarýança we burç ýumşaýança garmaly. Erik, injir, ätiýaçlyk suwuklyk, pomidor we hyýar goşuň. 2 minut töweregi bişirmeli ýa-da pomidor we hyýar döwülip başlaýança. Pisse, nan we petruşkany garmaly.

3. Towuk we gök önümleri salat ýapraklarynda hyzmat ediň.

Möwsüm: 2 nahar çemçesi süýji paprika ownuk tabaga garmaly; 1 nahar çemçesi gara burç; 2 çaý çemçesi guradylan nan, inçe ezilen; 2 çaý çemçesi ýer kimyon; 2 çaý çemçesi ýer koriander; 2 çaý çemçesi ýer darçyny; 2 çaý çemçesi ýorunja; 1 çaý çemçesi ýer hozy; we 1 çaý çemçesi ýer kartoşkasy. Otag otagynda berk ýapyk gapda saklaň. ½ käse ýasaýar.

ISPANIÝALY KORNIŞ HENS

TAÝÝARLYK:10 minut bişirmek: 30 minut bişirmek: 6 minut taýýarlamak: 2-3 nahar

BU RESEPT HAS ÝÖNEKEÝ BOLUP BILMEZ- WE NETIJE GATY HAÝRAN GALDYRYJY. KÖP MUKDARDA KAKADYLAN PAPRIKA, SARYMSAK WE LIMON BU KIÇIJIK GUŞLARA KÖP LEZZET BERÝÄR.

2 1,5 kg mekgejöwen towuklary, doňan bolsa eredilýär
1 nahar çemçesi zeýtun ýagy
6 sany sarymsak ýorunja, inçe kesilen
2-3 nahar çemçesi kakadylan süýji paprika
¼-as çaý çemçesi kaýen burç (islege görä)
Kwartalda 2 limon
2 nahar çemçesi dogralan täze petruşka (islege görä)

1. Peçini 375°F çenli gyzdyryň. Oýun towuklaryny giňeltmek üçin dar gerşiň iki tarapyny aşhana gyrkymlary ýa-da ýiti pyçak bilen kesiň. Guşy açyň we towugy döş süňkünden ýarym kesiň. Derini we eti döşden bölüp, arka bölümini aýyryň. Ganaty we döşi saklaň. Korniş towuk bölekleriniň zeýtun ýagy bilen ýuwuň. Dogralan sarymsagy sepiň.

2. Towuk bölekleriniň, deriniň gapdal tarapyny goşmaça uly peç geçirmeýän gapda goýuň. Çekilen paprika we kaýna sepiň. Limon kwartallaryny towuklaryň üstünden gysyň; gazana limon kwartallaryny goşuň. Gazanda towuk bölekleriniň derisini aşak öwüriň. Gaplaň we 30 minut bişirmeli. Gazany ojakdan çykaryň.

3. Grili gyzdyryň. Bölekleri dilim bilen öwüriň. Peçiň gapagyny sazlaň. Derini gyzarýança we towuk ýumşak bolýança

(175 ° F) otdan 4-5 dýuým gyzdyryň. Gazanyň şirelerini damjalaň. Isleseňiz petruşka sepiň.

www.ingramcontent.com/pod-product-compliance
Lightning Source LLC
Chambersburg PA
CBHW070421120526
44590CB00014B/1490